U0137283

# 陰陽調和

# 朱丹溪自我調養長壽心法

楊中武——著

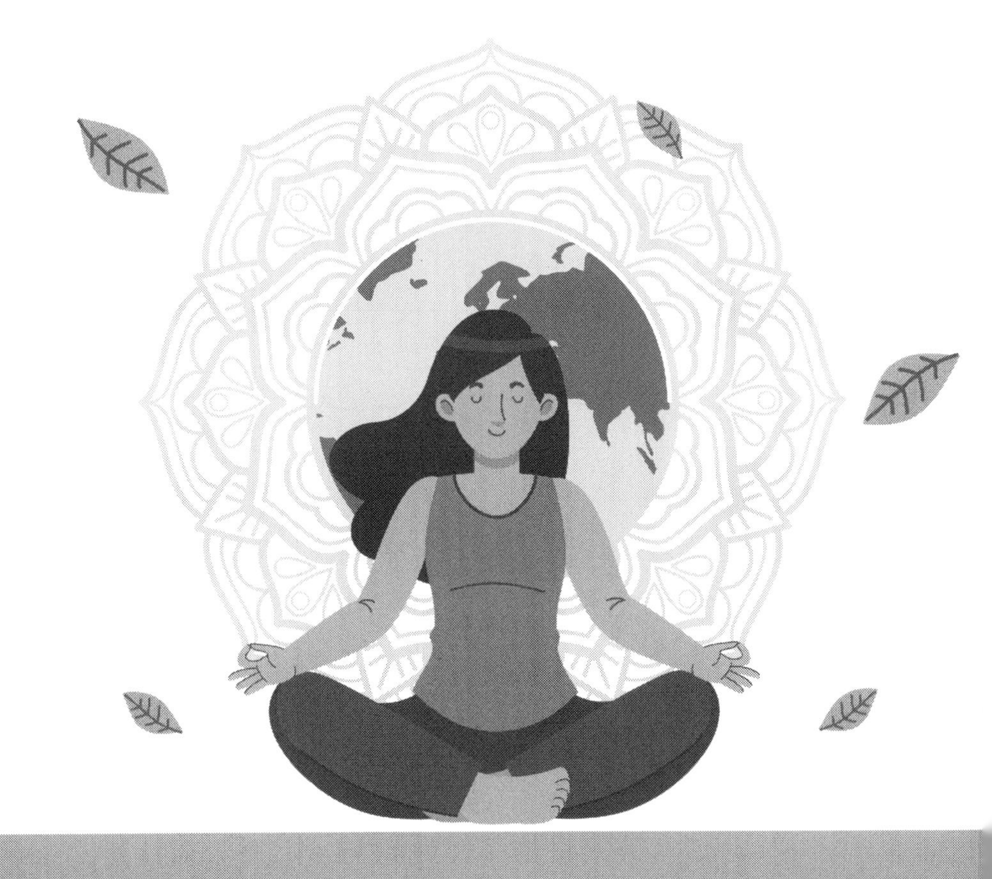

追隨歷史的腳步，探尋自我療癒的智慧，
走出屬於你的健康之路。
人體本身擁有促進健康的本能；
醫生是幫助病人恢復健康的幫手。

# 溫馨提示

本書作者並非為讀者提供醫學建議，不要在未經醫生允許的情況下，將本書中的知識當做醫療方式，進行傳播或運用。作者的目的只是提供一些資訊，幫助你對「健康」有更新的認識，在追求健康的道路上少走一些彎路。

# 前言

七百年前的某一天，浙江八華山上，一個兩次科考失敗的四十歲男子流著淚，將一本一本的儒家典籍投入熊熊大火中……

他為什麼要焚書呢？難道是因為科考失敗後，他在洩憤嗎？

事情要從他的老師說起……

他的老師是南宋大儒朱熹的三傳弟子，一代理學大師。不過，老師體質十分羸弱，常年臥病在床，找了不少醫生診治，都不見好。有一天，老師對他說：「我臥病在床這麼久了，一般醫生治不了我的病。你天賦好，悟性高，幹嘛一定要科考做官，擠獨木橋呢？何不去學醫，同樣可以濟世救民，順便還能看好我的病。」

老師的話，讓男子想起了不堪回首的曾經：兒子因患內傷去逝，伯父因胸悶去逝，叔父因鼻出血去逝，弟弟因腿疼去逝，妻子因積痰症去逝。憶起這些，這位男子心如刀絞，他又想起了母親……

十年前，母親曾因父親去逝，操持家務，辛勞成疾，到處求醫問藥也沒有好轉。最後，他潛心鑽研醫學，五年之後，居然治好了母親的病！這件事給他帶來了莫大的信心。

所以，在老師的鼓勵下，這位男子開始踏上學醫的歷程……

十年之後，這位男子不僅治好了老師的病，還透過不斷地學習精進，運用新的方法，將人的心理因素作為治病的重要參考，破解了許多疑難雜症，解除了許多人的痛苦，終成一代名醫。

這個人，就是金元四大名醫之一、將心理因素引入疾病診治的開創者、有「雜症找丹溪」之譽的一代醫宗——朱丹溪。

與其他醫學名家相比，朱丹溪的醫道帶有鮮明的「理學」特色。在他看來，宇宙萬物的「理」是相通的，某種程度上，治病跟「齊家、治國」一樣，正是這份通透和練達，讓他每每藥到病除。在深厚的傳統醫學內涵之上，朱丹溪與時俱進，大膽創新，將心理問題納入生理疾病的診治中，解決了許多疑難雜症。

朱丹溪之所以被後世敬仰，除了高尚的醫德、高超的醫術外，還展現在他的「獨特」上：他不僅治病救人，還能給一個人「自我調養」的方法，正如他所說：「與其救療於有疾之後，不若攝養於無疾之先。」可見，自我調養在他心中的地位。事實上，朱丹溪每一次給人治病後，總要為病人講解「自我調養」的道理。

朱丹溪在中國歷史上，第一次明確提出了心理問題會導致生理疾病的觀點，他說：「五志之火，因七情而生……宜以人事制之。」這裡所說的「人事制之」，即指心理治療。因此，治病救人的時候，他特別重視人的情緒控制、心靈建設、靈性修為，以至於民間有這樣一種說法：朱丹溪走過的地方，風氣都會為之一轉。

健康問題並沒那麼複雜，就如在歐美發達國家，被廣泛推崇的自然療法大師——馬克斯・葛森所說：「人體有逆轉和調整的能力。最好的防禦裝置，是功能正常的腸道代謝和再吸收作用，搭配健康的肝臟。」所以，我們要做的是「順應自然」。

世界腸胃內視鏡首席權威、食療大師新谷弘實也說：「預防是最好的醫學，尤其是顧護好腸胃，對預防疾病、保持健康很有幫助。」他用「食物療法」促進人的腸胃健康，進而健康整個身體。

抗癌界領軍人物黃聖周博士同樣認為，要成功治癒癌症，在常規的治療之外，還需要加上冥想療法、催眠療法、順勢療法、按摩療法、香味療法、維生素療法、傳統的草藥和針灸療法，等等。他還提出一個觀念：透過飲食文化革命預防癌症。

以上大師、權威所說的這些療法，很多都屬於「自我調養」的範疇。從他們身上，我們或許可以明白「自我調養」對治療疾病、甚至是治癒癌症都有重要意義。再仔細想想，我們可以發現，葛森、新谷弘實、坎貝爾、黃聖周等和一代醫宗朱丹溪，有許多相通的地方，他們都認為，「自我調養」是獲取健康的關鍵。

正是在朱丹溪、馬克斯•葛森、新谷弘實、坎貝爾等醫學大師的啟迪下，這些年我們潛心鑽研，汲取他們的智慧精華，累積了一套自我調養的經驗，給廣大的亞健康患者帶去了福音，也讓一些疑難雜症患者，從此過上了更好的生活，擁有了不一樣的體驗。

許多長期亞健康的朋友，在我們這裡彷彿獲得了「新生」，總會禁不住問，為什麼自我調養方法會如此有效？

我想，除了許多貴人、朋友的理解、信任、支持外，最重要的是我們誠懇地學習、鑽研和實踐。我們從眾多古代醫學名家智慧中，尋找自我調養之道，除了上面說過的朱丹溪、葛森、坎貝爾、新谷弘實之外，還有比如道家的辟谷養生、現代發酵果蔬汁養生、佛家的八關齋戒修心養生，等等。可以說，我們探尋的每一種方法，都根植於朱丹溪等醫學大師們的實踐。

這些年，我常常看見一些朋友，可能缺乏傳統常識及對現代生物科技的理解，錯失了透過自我調養收穫健康的機會，甚至因為不了解，還產生了誤會，比如一些朋友對「食療」不理解。其實，要解除這個疑惑，你只需要翻翻《黃帝內經》就能明白。

再比如，一些朋友不理解酶的運用。其實，新谷弘實有一個非常重要的、已經被醫學界認可的觀點：酶決定健康與壽命。可見，我們要做自我調養，不關注酶，是很難取得最好的效果的。

隨著對健康的理解越來越深入，我們可以發現，不論西方還是東方，無論古代還是現代，人們對健康的追求是永恆的，人們的健康意識在不斷提高。在這個過程裡，古代醫學大師們尊重自然，尊重身體機制，啟動自我調養能力的方法，正在全世界引起共鳴。這當中，朱丹溪無疑是極其重要的一位。

朱丹溪的「自我調養」思想和實踐，對我們有著很大的影響，是我們自我調養療法的重要智慧泉源。我們從朱丹溪這裡受益良多，對一代醫宗永遠充滿了感恩。

大家都知道，健康對於一個人來說意味著一切，也正因如此，我們要一起努力，從眾多醫家中尋求健康的智慧，從傳統醫學中，一起去探索健康的奧秘。

基於這個美好的願望，我們出版了《跟朱丹溪學自我調養》。出這本書，除了感恩貴人、朋友，除了讓更多人了解自我調養思想的來源，我們還希望更多讀者認知到，自我調養是一種智慧，是讓我們成為身體真正的主人的智慧，是一個被眾多醫學大師見證體驗過的智慧。

最後，我們要祝福看到本書的朋友們健康快樂、富足喜悅。讓我們從現在開始，一起奏響健康的新樂章！

楊中武
二〇一四年五月

Contents



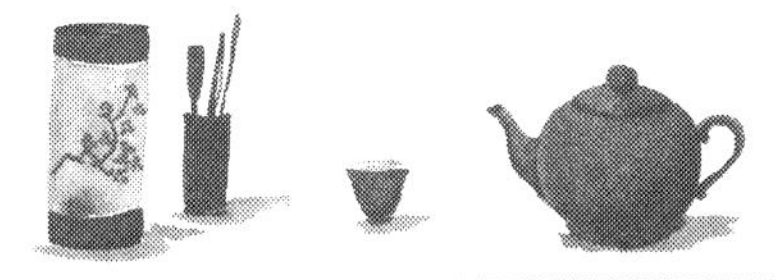

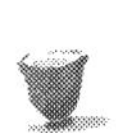

## 第3章 朱丹溪自我調養之「身體密碼」



## 第4章 朱丹溪自我調養之「心法」

Contents



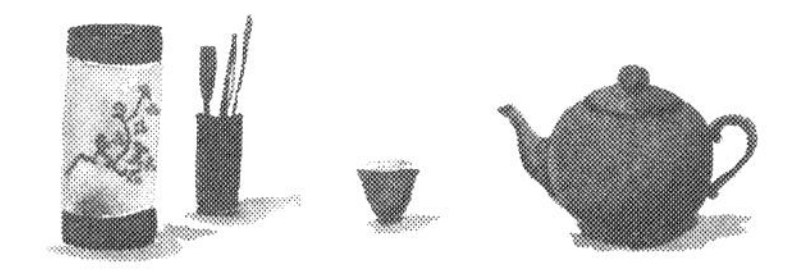

# 第1章　朱丹溪自我調養之「道」

本章導讀

在本章，我們要探討朱丹溪自我調養之「道」，首先，我們要明白「道」是什麼意思。

《黃帝內經》第一卷記載了這麼一段對話：

黃帝問：「余聞上古之人，春秋皆度百歲，而動作不衰；今時之人，年半百而動作皆衰者，時世異耶？人將失之耶？」

岐伯回答：「上古之人，其知道者，法於陰陽，和於術數……」

在這一段對話中，岐伯回答到了「道、法、術」，在中國古代哲學中，「術」後面還有一個字：器。「道、法、術、器」常常同時出現。那麼，「道」到底是什麼意思？

有一位老師舉了一個很好的例子來說明：

兩個人一同從杭州開車去北京，甲開奧迪，乙開奧拓，按「器」的標準，應該是開奧迪的先到北京，不過，甲是個新手，乙是個老司機，技術更嫻熟，到了「術」的層面，開奧拓的老師傅，有可能比開奧迪的新手先到北京。更高一層，到「法」的層面。乙師傅日出而作、日落而息，尊重自然，精神百倍，而甲卻不按規律，不守「法」，興致不高停下來，興致一高猛開，糟了，出了車禍，奧拓依舊可能比奧迪先到北京。到了「道」的層面，甲開著奧迪，飛快地向前行駛，卻把方向做錯了，南轅北轍，開得越快，離得越遠。

所以，簡單說來，「道」指的就是方向。

回到上面《黃帝內經》的對話中來，黃帝問岐伯：「我聽說上古時代的人，過了百歲，身手還是那麼矯健，沒有衰老的跡象；現在的人，到了五十歲，動作就衰老了，這是時代的不同呢？還是人們違背了養生之道的緣故？」

岐伯回答道：「上古時代的人，大都懂得怎麼去養生，取法天地陰陽變化規律，用保養精氣的方法來調和……」

因此，「道」不對，方向錯了，一切都是白費。對自我調養、收穫健康來說，更是如此。毫無疑問，我們學習朱丹溪的自我調養，要從他的「方向」入手，看他是怎麼做的？他關注的焦點在哪裡？他的做法能給我們什麼啟示？

# 1. 援「理」入醫

別陰陽於疑似之間，辨標本於隱微之際。
——朱丹溪

## 一、格物致知與朱丹溪醫學

朱丹溪有一個姓呂的親戚，此人特別消瘦，皮膚暗黑，看上去很虛弱。他身上毛病不少，嗜酒，作風不檢點：年過半百了，在外面養小老婆。

有一天，此人喝酒後，突然發病，渾身發寒打顫，十分口渴，卻又不想喝水。朱丹溪給他把了脈，認定他不是「虛」，而是因喝酒發熱，體內的「鬱結之氣」不能發洩，所以只需祛熱便可。很簡單，讓他用「黃耆二兩，干葛一兩」煎湯喝，喝完之後大汗不已，第二天便康復了。

還有一個人得了滯下（腹瀉），後甚逼迫，按道理應該用承氣湯下（排洩）之。但是，朱丹溪沒有立即這樣做，反而給病患養胃氣去了。這讓許多人質疑，但是他仍然堅持，直到胃氣稍足一些，朱丹溪才用承氣湯下之，僅用兩副藥，就讓這個人轉危為安。

這兩則病例中，要治癒病人，都是需要用「攻擊」之法的。按著名醫學家張子和的「攻擊論」觀點，要讓體內的正氣回來，一定要將邪氣祛除，「正氣自安」，怎麼驅邪氣？可用「汗（出汗）、吐（嘔吐）、下（排洩）」三法。早年，朱丹溪是「攻擊論」的鐵桿崇拜者，可是，細心的你會發現，上面兩個病例中，朱丹溪「攻擊」的方式是有差別的。在第一個病例中，他直接用「汗」攻之，這跟張子和的方式一致。對第二個病例中的患者，他則採取先養胃氣，再用「下」攻之。這正是朱丹溪高明的地方，如果按照張子和的方法貿然攻擊，第二個人很可能就死了，因為他的胃氣太弱，受不了「攻擊」帶來的影響。很顯然，朱丹溪既掌握了「攻擊論」的精髓，又了解了人身體運作的「規律」。在當時，他為什麼能做到，而很多醫生卻做不到呢？

這得從朱丹溪的「理學」說起……

學醫之前，朱丹溪就在八華山潛心鑽研理學，他的老師是朱熹的三傳弟子——赫赫有名的理學大師許謙。理學是儒家學說發展到宋代的產物，對後世文化產生了極其深遠的影響。理學是一個龐雜的體系，不過，對於朱丹溪來說，其中「格物致知」的思想給他的啟迪最深，使得他將最重要的醫學著作都起名《格致餘論》。

那麼，什麼叫格物致知？它對朱丹溪有什麼影響？跟自我調養又有什麼關係？

朱熹是這樣解釋格物致知的：夏天，我們都用過扇子，這把扇子是看的見、摸的著的物體，所以是「形而下」的；可是，透過扇子，我們了解了製作和使用扇子的道理，這就是「形而上」的道。因此，格物致知最本質的含義，是透過研究具體的器物，來明白其中的規律。用今天的話來說，就是在實踐中總結規律，然後用規律指導實踐。

朱丹溪用這樣的理學思想來指導醫學實踐，使他更能把握事物表象下面的規律，讓他具備了理論思維，站在了一般醫生難以企及的高度上，上面兩個醫案就是典型。由於朱丹溪掌握了身體內在的運行規律，儘管他崇拜過「攻擊論」，卻不盲從，治病的時候既有原則性，又展現了靈活度。

當下，各種養生保健理論、養生方法讓人眼花瞭亂、無所適從。不過，只要我們像朱丹溪那樣，認識身體運行的規律，找對自我調養的方向，找對自我調養的方法，用「規律」指導自我調養的「實踐」，就一定能從茫然的養生「大海」中解脫出來，輕輕鬆鬆求取健康。

## 二、從生活中悟健康之「理」

朱丹溪在《格致餘論》中說：「凡言治國者，多藉醫為喻，仁哉斯言也！真氣，民也；病邪，賊盜也。或有盜賊，勢須翦除而後已。」

這段話的意思是：「大凡談論治國的人，多藉醫療來比喻，這樣的比喻是很有道理的。真氣，就像老百姓；病邪之氣，就是百姓中的盜賊，勢必翦除才能甘休。」

其實，在朱丹溪向老師羅知悌學習的時候，這位老師給了他一個很重要的觀念：世間的「理」是相通的，無論治病、治國還是生活，道理都一樣。一個優秀的醫生要學會舉一反三、觸類旁通，從這個角度上講，一個「良醫」完全可以成為「良相」。

有一次，羅知悌用秦朝的滅亡和漢朝的「休養生息」，給朱丹溪講解為什麼要養脾胃之氣。他說，劉邦用起義暴動的方式將秦朝推翻，這個過程，老百姓遭受了很大的苦難。就像我們去掉邪氣一樣，必然也會導致身體本身脾胃之氣受損，這時候，立刻開展大規模的「重建」，很可能讓脾胃不堪重負，「小病則重，重病則亡」。所以，應該「休養生息」，減輕稅賦，讓老百姓喘一口氣，療癒連年戰火帶來的創傷，之後再大刀闊斧「改革」。對於治病來說，往往就是先養「脾胃之氣」，再進一步治療。因此，聰明的統治者一定要了解這個道理，智慧的求醫者更要明白這個道理。

後來，朱丹溪牢記著老師的教誨，在治病、幫助人們調養的過程中，他總能用淺顯的道理說清楚病情，給大家很多收穫。產生如此效果的根源，在於朱丹溪做到了「舉一反三」、「一通百通」，讓「高深」的醫學變得「平易近人」。

今天，我們反而忘記了生活中的道理，所帶給我們的自我調養的很多啟發。比如，毛澤東的理論就對自我調養很有幫助。舉個簡單例子，毛主席要求「透過現象看本質」，治國是這樣，治病、自我調養是不是也該這樣？

在「生命樂章」課堂上，大家分享了習近平的一次講話。他說：「改革是被問題倒逼出來的！」總結幾千年歷史，每一次重大的改革，往往都發生在問題累積的時候，的確如習近平所說，這是治國的一條規律。

回到「自我調養」上來，朋友們想想，是不是「健康問題倒逼我們關注『自我調養』？」很多人包括我自己，都是在健康亮了紅燈之後，猛然發現生命如此寶貴，以前沒有關注健康，實在不應該。健康問題倒逼我們關注生命，思考生活的意義。所以，我曾經說過，今天我們不關注健康，是因為我們受到的痛苦還不夠！

那麼，朋友們，當你看到這裡的時候，是不是該思考兩個問題：

第一、從現在起開始關注健康，而不要等到「問題倒逼」的時候。

第二、「自我調養」之「理」與生活的各個方面的道理是相通的，你只要有心，就能從生活中悟出「自我調養」的「理」來，你是否從今天開始，讓自己有這方面的意識？

# 2. 疑經辨經

讀前人之書，當知其立言之意。苟讀其書，而不知其意，求適於用，不可得也。

——朱丹溪

## 一、不迷信權威

文前朱丹溪這句話——「讀前人之書，當知其立言之意。苟讀其書，而不知其意，求適於用，不可得也。」意思是讀前人的書，一定要弄清作者的本意，了解作者的時代背景，如果不了解，貿然照文章說的去做，就會出問題。

這段話，彰顯了朱丹溪尊重實踐、不迷信權威的品格。他這種品格的養成，實際上也是理學修養的一部分。

說到經典，醫聖張仲景的《傷寒雜病論》，可謂經典中的經典，是歷代醫生尊奉的醫學寶典。朱丹溪十分崇拜張仲景，可是對《傷寒雜病論》，他遵從，但絕不盲從。對此，我們可以從兩個醫案說起。

有一天，金陵（今南京）名醫羅成之，聽說義烏的朱丹溪常常指正《傷寒雜病論》之不足，很不服氣，因為羅成之自認為是研究《傷寒雜病論》的權威。於是，他到義烏找朱丹溪辯論，到了義烏不久，就遇到一個病人，這個病人看上去十分怕冷、怕風，一出門，渾身直哆嗦。羅成之一把脈，斷定這人的病是傷寒所引起的。他按照《傷寒雜病論》上寫的方子，給病人開了藥，結果病人遲遲不見好，反而越來越嚴重。後來，朱丹溪又來診斷，卻有相反地結論：此人的病是陰虛發熱引起的，只需要服用幾劑滋陰補血藥，就成了。於是，朱丹溪給他開了藥。果然三天之後，病人康復了。

這件事給了羅成之極大的震撼，從此，他開始認真鑽研朱丹溪的醫學思想。不久，羅成之遇到另一個病人，這就引發了我們第二個醫案。

讀過《明朝那些事兒》的朋友都知道，朱元璋要完成稱霸大業，除了腐朽的元朝，有這麼幾個人要征服：陳友諒、張士誠……，這都是江南地區的狠角色。

有一天，張士誠在戰場上患病了，有痰氣，精神不好，皮膚顏色很糟糕，找了很多醫生都沒有辦法治好。張士誠想到了羅成之，因為他聽說羅成之最近得到丹溪心法。羅成之來到張士誠軍中大營，為他把了脈，決定用朱丹溪的「倒倉法」治療。果然，幾天之後，張士誠就好了。（在後文，我們還會專門講「倒倉法」，此處省略。）

這兩個醫案說明了一個道理，時空環境不同，必須辨證的理解經典中的意思，而不是照搬照抄、刻舟求劍，對我們做自我調養，更是這樣。

大冬天的，北方零下一二十度。細心的朋友會注意到，電視裡時不時播放六七十歲的老人冬泳的新聞，一些「勇敢」的老人跳到湖裡，起來之後活蹦亂跳的，精神百倍。記者話筒伸過去，老人們往往會說自打冬泳後，不感冒、不發燒了，以前的病也好了。

還有一個權威例子，說北大原校長馬寅初堅持冬泳幾十年，活了一百多歲。

看到這裡，或許有朋友也想嘗試一下冬泳。

冬泳，是有一定好處的，但是，一個人是不是適合冬泳，做決定之前，最好先了解自己的體質，如有可能，諮詢一下養生專家。

我們在前面已經談了，自我調養很重要的一點，是尊重自然、守時守節。春夏主「動」，這時候，我們該出去踏青郊遊，好好運動運動。秋冬主「藏」，大地萬物都凋謝了，在默默積蓄能量，這時候，我們就需要好好保養精血。《黃帝內經》說：「去寒就溫，無洩皮膚。」就是說冬天要保暖，維持陰陽平衡。

實際上，據相當多的醫生統計，很多並不適合冬泳的人，因為長期冬泳，誘發了心臟病、憂鬱等症。所謂的不發燒、不感冒，也有可能是寒氣入骨，燒不起來了。

再回到馬寅初先生的例子。馬先生在八十歲的時候，到南方去做科學調查，他還是尊重老習慣——洗冷水澡。於是，他從深井裡打了冷水上來，這一洗，糟了，馬先生癱瘓了，以後二十多年都在輪椅上度過的，他自己再也沒有洗過冷水澡。

魯迅說，有些中國人愛圍觀，喜歡一窩蜂湊熱鬧。其實，這都是「從眾心理」在作怪，這對自我調養是不利的。自我調養，要掌握大的正確方向，然後像朱丹溪那樣理性分析、不盲從，做懂事情的來龍去脈，這樣，我們的自我調養才會落實到實處，發揮更好的效果，而不至於適得其反。

## 二、靈活變通

疑經辨經是一種治學、生活的態度，就好像亞里斯多德所說的，「吾愛吾師，但吾更愛真理」所代表的精神內涵。

宋代官方頒布了一部醫學巨典——《太平惠民合劑局方》，簡稱《局方》，這一部書典，整理了官方和民間的有效驗方共兩百九十七方，相當於國家診療標準。許多醫生就依據這部鉅著開方子，刻舟求劍、按圖索驥，這在朱丹溪看來是不可思議的。他說：「醫道的傳授有一定的淵源，醫術雖然很高超，但在治療過程中的隨機應變才是關鍵，就像打仗的將軍、航行中的舵手一樣，一定要根據實際情況，靈活多變，才可以打敗敵人，或者讓船保持正確的航向。」

鑑於許多醫生抱著《局方》開方子，不動腦筋，造成了許多傷亡，朱丹溪根據臨床經驗寫成了《局方發揮》一書。這本書將許多人的疑問一一表達出來，然後進行精闢的闡述，最後達到糾正《局方》之失的目的。

對於自我調養來說，堅持大方向的前提下，有時候也要根據實際情況，靈活多變。我們從朱丹溪的一個醫案說起：

有一天，朱丹溪進城辦事，剛到城門口，見一個歹徒欺負一個農民。他剛要上去攔阻，只見這歹徒對著農民的腰背，狠狠來了一扁擔，農民慘叫一聲，應聲倒地，痛不欲生。歹徒還想繼續施暴，朱丹溪上前去，照著農民的腰就踢了一腳，然後對歹徒說，你看我也打了，饒了他吧。歹徒一看是朱醫生，而且他也踢了農民，氣就消了。罵了一句，今天爺看在朱先生的面子上，放你一馬。然後，歹徒罵罵咧咧走了。

歹徒走了後，農民站了起來，拉住朱丹溪的袖子，不放手。你幹嘛打我啊，你這不是助紂為虐嗎？朱丹溪笑了，說：「我要不踢你一腳，你恐怕永遠站不起來了，因為我看到你的臟器已經移位了，如果不馬上復位，下半身就會癱瘓。而且，我踢你一腳，歹徒也消火了，不是救了你的命嗎？」

從上面這個醫案可以看到，朱丹溪非常巧妙地化解了農民和歹徒的矛盾，而且幫助農民避免了癱瘓。

自我調養的時候，我們會談到許多原則。但是，每一個人的體質、性格、境遇都有所不同，就需要自己更注重靈活變通。這也是朱丹溪能夠治療諸多疑難雜症一個很重要的原因。

# 3. 體病結合

醫之為道，全在身考。

——（清）徐靈胎

## 一、體質與自我調養

翻開朱丹溪的醫案，可以發現一個很鮮明的特點：每個醫案都記載了病人的性格、飲食、體質。就像文前這句「醫之為道，全在身考」一樣，要設身處地地研究病人的體質等各個方面，才能藥到病除。朱丹溪治病，把辨別病人體質放在首位，然後再和病症相結合，提出治療的方案。這種方法，讓他得以準確地診斷出病人的疾病，十分有效。

對此，我們首先從兩個醫案入手。

有一天，陳狀元找到朱丹溪，要他給弟弟看病。狀元弟弟由於十分憂慮而咯血，面色發黑，十分危急。用藥已經十天了，還是不見效。朱丹溪來到陳狀元家，為狀元弟弟把脈。他發現狀元弟弟是氣鬱體質，怎麼表現出來的呢？原來他天天擔心未來沒有飯吃，沒有衣服穿，長期憂思傷了腎。怎麼辦呢？朱丹溪認為，氣鬱體質的人，僅靠藥物治療效果有限。結合狀元弟弟的情況，朱丹溪提出了一個解決方案：讓狀元弟弟到一個衣食無憂的地方住著。果然，狀元弟弟一看有吃有穿，一高興，病好了。

第二個醫案：一個兩歲的孩子患痰喘，朱丹溪去診治的時候，但見這個孩子昏昏欲睡，有氣無力，病得很深。朱丹溪分析孩子的體質，認為這個孩子屬於特稟質，所謂特稟質，指的是由於稟賦不足，或者是遺傳問題造成的一種特殊體質。朱丹溪將問診的對象，轉向了孩子的母親。原來，這位母親在懷孕的時候，喜歡吃辛辣的食物，熱氣鬱結於內，形成胎毒。所以，朱丹溪開出了清熱的方子，熱氣解，則痰喘平。

因為朱丹溪找對了病人的體質特點，便用最簡單的方法解決了問題。

朱丹溪告訴我們，體質跟疾病有很大的關係，其實，體質跟自我調養也有很大的關係。因此，在大方向相同的情況下，不同體質的人，自我調養理應是有所區別的。

現在，中醫經過大量的調查，總結出九種人體體質，我列於下表，讀者朋友們可以從中了解自己的體質，進而參考一些調養的方法。

| 體質 | 特徵 | 調養方法 |
| --- | --- | --- |
| 平和質 | 體質正常，身體表徵健康。 | 飲食要節制，不吃過冷或過熱的食物，粗細糧食搭配合理。 |
| 氣虛質 | 肌肉鬆弛，聲音低沉無力，容易疲倦，容易感冒。 | 多食益氣健脾的食物，比如黃豆、白扁豆等。 |
| 陽虛質 | 肌肉不健壯，手腳常常發涼，穿衣服總比別人多，性格沉靜內向。 | 食溫陽之物，起居要保暖，特別是下腹丹田部位。在陽光充足的情況下，進行適當運動。 |
| 陰虛質 | 身體瘦長，眼睛乾澀，皮膚乾燥，總想喝水，大便乾結，容易失眠。 | 多食甘涼滋潤之物，避免熬夜，不要在高溫酷暑下工作。運動不要過量。 |

| 血瘀質 | 皮膚粗糙，眼睛裡紅絲較多，牙齦易出血。 | 多食山楂、醋、玫瑰花等；禁食肥肉等滋膩品。可參加舞蹈、步行健身等。 |
| --- | --- | --- |
| 痰濕質 | 體型肥胖，易出汗，經常感覺臉上有一層油。 | 飲食應以清淡為主，鍛鍊宜循序漸進，長期堅持。 |
| 濕熱質 | 面部和鼻尖總有油光，臉上易長粉刺，有些口臭，脾氣比較急躁。 | 飲食以清淡為主，多食綠豆、芹菜等甘寒食物；適合中長跑、游泳、爬山等運動。 |
| 氣鬱質 | 體型偏瘦，多愁善感，常常嘆氣，容易失眠。 | 多食海帶、山楂等行氣解鬱的食物；不要總待在家裡，多參加群眾活動。 |
| 特稟質 | 體質特殊的人群，其中，過敏體質的人對藥物、食物、花粉等過敏。 | 少食蕎麥、蠶豆等，保持室內通風、乾燥、清潔。 |

## 二、體質與防癌

朱丹溪認為體質跟疾病息息相關的觀點，在今天依然有很強的啟發意義。現代醫學表示，癌症的發生，都與體質有相當大的關係。所以，自我調養，是否可以從改變體質入手來預防癌症呢？

除了中醫講的九種身體體質，用pH值來劃分，身體則可以劃分為酸性體質和鹼性體質。

絕大多數剛剛出生的孩子，身體都是弱鹼性的，這證明我們大多數人天生的「底子」是好的。只不過，隨著時間流逝，一部分人由弱鹼性體質變成了酸性體質。而實驗證明，相對於弱鹼性體質，酸性體質發生癌症的機率較高。日本著名醫學家柳澤文正曾做過一個調查，參與調查的一百例癌症患者，血液全部呈酸性。

有研究表示，人體每天大約要產生一萬個癌細胞，但是，我們自身的免疫功能，能將這些癌細胞吞噬。不過，當體液pH值達到6.85—6.95時，也就是體液呈酸性時，免疫細胞的活性下降，而癌細胞的活性增強，免疫細胞抵禦癌細胞的能力開始下降。然後，癌細胞會大量增加，達到十億個的時候，癌腫瘤就有一公分大小，那時人就有感覺了。

酸性體質和癌症之間，存在著某些關係，那麼，如果我們了解了酸性體質產生的原因，我們去調理它、改變它，不就可以在某種程度上預防癌症了？

我們要問的是，酸性體質的形成，與哪些因素有關？

## 1. 飲食結構不合理

世界營養學大師柯林・坎貝爾說：「動物性食品令身體酸性化，而植物性食品則讓身體弱鹼性化，絕大多數的癌症產生在酸性體質中。」我們常常吃的肉蛋、精細糧食，很大一部分都是酸性食物；而水果、蔬菜、海藻、堅果、發過芽的穀類、豆類屬於鹼性、弱鹼性食物。按健康飲食的標準，酸鹼比例應該為1：3，而現在許多人的飲食結構不合理，酸鹼比例甚至反轉過來了，應該引起高度的警惕。要注意，長期大量攝入酸性食物，會導致身體體液酸化。

## 2. 心理問題及作息不規律

有一個實驗來證明心理問題跟體質的關係。醫學家用兩隻白鼠做對比研究，給其中一隻蒙上眼睛，然後用棍子不停地騷擾它，一個月後，這隻小白鼠身體體液完全酸化，兩個月後，這隻小白鼠身上出現了癌細胞；而另外一隻小白鼠身體依舊呈現弱鹼性。這個實驗說明了當一個人長期處於高壓、高度緊張，或者心理負擔很重的時候，身體很容易「酸化」。

除了上面兩大因素外，酸性體質的產生，還與環境污染、缺少體育鍛鍊等有關係，這裡就不一一列舉了。顯然，我們要讓自己擁有弱鹼性體質，就應該從現在起調整飲食結構，修煉身心，讓自己的心靈開朗、快樂。

講到這裡，朋友們或許會說，我知道了弱鹼性體質有利於預防癌症，我也知道了怎樣去改變酸性體質。但是，怎麼知道自己是不是酸性體質呢？

除了去醫院檢測體液酸鹼度，在這裡，我們給大家做一個體液酸鹼小測驗，以供參考。在以下十種情況中，有五種以上相同或相似，就可能是酸性體質；五種以下，則可能是鹼性體質。

1.皮膚暗淡無光，鬆弛沒有彈性。
2.臉上長痘、油光、粉刺。
3.易疲勞、嗜睡、容易疲倦。
4.牙齦常出血，傷口常瘀青，不容易癒合。
5.常感冒，肝、腸、胃的功能不好。

6. 口中常有異味，喜歡吃甜食。
7. 汗腳，四肢常常冰冷。
8. 常出現便秘。
9. 易怒，情緒不穩定。
10. 夏天容易被蚊子叮咬。

需要指出的是，酸性體質對防癌不利，但是，並不是說體質越呈鹼性越好。極酸極鹼都是不好的，一個健康的身體，應該維持弱鹼體質。

# 4. 因人制宜，辨證施治

人體科學一定要有系統觀，而這就是中醫的觀點。

——錢學森

## 一、因人制宜

「因人制宜」，是朱丹溪非常重要的醫學思想，也是名醫們遵循的鐵律。我們還是從朱丹溪的兩個醫案入手，加深「因人制宜」的印象。

有一位老人得了腹瀉，找到了一些醫生診治，這些醫生們根據《局方》上說的用澀藥下之，結果遲遲不見效。最後找到朱丹溪，朱丹溪認為，澀藥對腹瀉時間長的患者來說可能有效，但對剛患腹瀉的患者未必見效，處理不好，還可能引起其他疾病。朱丹溪經過診治，認為老人的病是因為平時吃得太好，「奉養太過」，損傷了脾胃，造成「脾洩」。朱丹溪開了補脾的藥，三副藥就讓老人痊癒了。

另一個老人同樣得了腹瀉，朱丹溪診治，則用傳統方法，第二天就讓腹瀉腹痛的症狀消失了。

同樣是治療腹瀉，朱丹溪根據個體的不同，採取的治療方式完全不一樣，這應該給我們做自我調養很多啟示。

逢年過節，大家互道「富貴吉祥」。其實，現在很多人也都富了，不過從中醫角度來講，未必就「貴」。

有一個中醫就講了這麼一件事。兩個人去餐廳吃飯，其中一個進了餐廳，就大聲招呼服務員：「我們哥倆感情深，你們店裡什麼菜貴，就上什麼菜。」他絲毫不在乎自己、朋友是什麼樣的體質，血壓高不高，適合吃什麼菜；這在中醫看來，就是「不貴」。自我調養一定要時時處處根據自己的身體，來飲食、休息、工作、生活，這樣才能健康，健康了才能真正「貴」起來。

所以，對於自我調養來說，要時時刻刻關注個人的特點、體質、環境，辨證地進行自我調養，而不要犯了「教條主義」的錯誤。

## 二、辨寒熱

去過醫院就知道，我們掛號治病，一般情況下，第一件事就是化驗，化驗的主要目的是找出細菌和病毒，然後開始「天涯海角」地追殺病毒。可以想像，世界上的病毒太多了，怎麼殺也殺不完。有一個醫學家作了一個形象的比喻，他說：「病毒就像小偷，古往今來都有，各種各樣的小偷，我們都要殺掉嗎？能殺光嗎？」

中醫怎麼看待這種情況呢？

中醫不關注「小偷」，只關注我們自己，如果自己是個「正人君子」，防微杜漸，「小偷」就沒有「入室」的機會了。如果不幸給了「小偷」機會，我們怎麼「請」走它呢？

這裡就涉及到中醫一個很重要的概念：寒、熱。不管什麼樣的「小偷」潛伏在我們體內，它在表現上只有兩個可能，那就是寒或者熱。而辨證地處理寒熱，成了名醫和庸醫的分水嶺。我們從朱丹溪的一個醫案說起。

有一位病人因為十分勞累，身體發熱病倒了，病人家屬請了好幾個醫生來診治，醫生們都認為病人是外感風寒所引起的。結果病人病情不僅沒有減輕，反而更加嚴重了——痰氣上揚，開始狂言譫語，神志不清，兩眼發紅，渾身發燙，身子好像燒著一團火焰，直至性命垂危。家人找到了朱丹溪，他把了脈，才弄清了病情，原來此人並不是外感風寒，而是中氣不足，食用了寒涼之物，所以身體困倦發熱。而其他醫生沒有準確把握寒熱關係，導致病人服用了更多的苦寒之藥，使他陰盛陽衰，病情危急。

這則醫案說明了辨證地看待寒、熱，對療癒是多麼重要。對寒熱的辨證看待，是朱丹溪「辨證施治」的重要方面。那麼，對於自我調養來說，寒熱同樣具有很重要的意義。

我們感冒了，第一反應是「我是不是受熱了？」、「我是不是受寒了？」，這兩種情況都能夠讓人生病，怎麼解決這個問題呢？

中醫學博士羅大倫先生，曾講過一個鼻炎的案例，可以說明寒熱跟健康的關係。有一個先生，鼻炎很嚴重，到醫院查了很多次，醫生的結論都一樣：過敏性鼻炎。解決方案是鼻子對什麼過敏，就不要去碰它。這句話的潛台詞是無能為力，就帶著鼻炎過一輩子吧。

但是，中醫不這樣看，中醫認為，你之所以過敏，是因為你體內陰陽失去了平衡，將這種平衡調節回來就好了，怎麼調節？從寒熱上面調。經過中醫調理，這位先生三十多年的過敏性鼻炎痊癒了。

其實，絕大多數人的鼻炎，在初期都是由寒氣入侵形成寒邪引起的。這種寒邪在體內與人體正氣形成共存，展現了一種辨證的關係。和平時期，它們相安無事，遇到天氣轉涼，正氣與寒邪的平衡被打破，於是，人就不斷打噴嚏、流鼻涕。

鼻炎只是一個小小的例子，對於自我調養來說，寒、熱是時刻要關注的。不要讓寒、熱入侵，維持身體的陰陽平衡，是健康的重要保證，更是我們自我調養的目標。那麼，怎樣預防寒熱入侵呢？

首先，要常關注天氣變化，尤其是不要受寒，因為溫度決定「生死」。

其次，如果在濕氣比較重的環境，可以在餐食中加一些祛濕的菜品，提高機體的抗濕能力。

第三，適當鍛鍊，透過出汗將身體中的寒濕以及毒素排出來。同時，適當鍛鍊，能夠順暢身體氣血的運行，增強抵禦寒熱的能力。

# 第2章 朱丹溪健康養生之「哲學」

**本章導讀**

本章探討飲食、節欲跟健康養生的關係。

那麼，到底什麼是健康養生？

有一個中醫名家說：「當你養一盆花的時候，要先了解花的本性是什麼，不能順著自己的心情去養。你覺得它渴了就澆水，你覺得它餓了就施肥，最後植物都死了，花盆撂一堆。所以說，養生的基本要求，是你要了解它的本性。」

這裡所說的本性，就是我們的身體和健康到底需要的是什麼！

七百多年前，朱丹溪在有關飲食對健康養生的影響上，提出了許多開創性的見解。比如「務求厚味，心火隨起，貪於食欲，相火由生」、「為口傷身，滔滔皆是」等等，這些能給我們的健康養生帶來什麼啟迪？

今天，國內外相當多的醫學大師，認識到了飲食對於健康的極端重要性。比如，世界營養學界的「愛因斯坦」柯林．坎貝爾教授就說：「活的食物」的營養價值，要比死屍類的肉類高。這些大師們和朱丹溪的健康養生理念有相似點嗎？我們能從這些理念中收穫些什麼？

帶著這些問題，我們一起走進第二章——朱丹溪健康養生之「哲學」。

# 1.與自然「同頻」

若識透天年百歲之有分限節度，則事事循理自然，不貪不燥不妄，斯可以卻未病而盡天年矣。

——（明）李挺

## 一、合「時」而作

一年有二十四節氣，節氣對人的身體是有影響的。比如，我們常聽到一些人議論重病的老人，說要是過了某某節氣就好了。所以，這個節氣就相當於一個坎，過了就會好一陣子。有一些關節疼的人，在節氣到來的時候，關節就會格外疼，這都是節氣帶給身體的影響。

古人沒有先進的儀器來觀察天象，他們靠太陽的變化指導生產，靠月亮的陰晴圓缺變化指導生活。順時而為、合時而作，踩著時間的節拍，這樣就會生活得更健康。

喜歡花卉的朋友會注意到，每到三月下旬，首先開放的是玉蘭花，接下來才輪到櫻花、杏花、桃花、李花等。這就是「守時」，大自然給我們做了一個很好的示範。

我們經常聽到一些人議論明星，說這個明星「過氣」了，過氣了，不是說「斷氣」了，而是說他過了這個時節。著名小說《小二黑結婚》裡，二諸葛天天計算農時，結果耽誤了生產，一年都沒有收成。這些事情說明錯過時節，再努力、再辛苦恐怕也很難有好的效果。該插秧的時候，沒有插秧，農民跑去跟秧苗說：「我努力補上，把成熟時節往後順延一個月。」很顯然，這是不可能的。

因此，自我調養需要尊重時節。

而現實的情況是，一些朋友的生活離自然相差太遠，或者不按時節的鼓點走。於是，各種各樣的疾病接踵而至。

比如，一些上班族早上要吃一個蘋果，一年四季如此。不過，讓我們想一想，蘋果本來是秋天成熟的，那時候人的身體開始「收藏」，蘋果幫助身體收藏氣血。而春天，身體主「生發」，氣是從內往外的，我們有一句成語叫「春意盎然」，說的就是這個意思。所以，春夏吃蘋果，人為地把生發之氣往回壓，對調養並不好。利用蘋果排毒不在此例，如果春夏吃，就要同時補充酶。

現在市面上有很多反季節的蔬菜，雖然滿足了人們的口腹之欲，但是對身體未必就有好處。在冬天，身體主「藏」，它正在養精蓄鋭、以待來年，就像地底下的種子，正在涵養精力，以便來年長得欣欣向榮。而這時候，人們吃春夏季節的蔬菜，就給身體傳遞了一個資訊——春天來了，該醒醒了。顯然，這是個錯誤的訊息，必然給身體帶來不良的影響。

《黃帝內經》說：「逆春氣，則少陽不生，肝氣內變。」這句話的意思是違背了春天之氣，少陽之氣就不能生發，便會使肝氣鬱結、發生病變。

我們常常說，中國古人非常有智慧，這種智慧表現在各個方面，但歸結起來就是尊重自然。舉個例子，看古裝劇的朋友，常常會聽到一句台詞：秋後問斬。為什麼不在春天呢？因為春天是生發的季節，是欣欣向榮的季節。美好的事情放在春天做，殺人的事情放在秋天肅殺之氣產生後再去做，這就是尊重時令的表現。

所以，我們最好按照大自然給我們的饋贈飲食，到什麼季節，吃什麼水果蔬菜；到什麼季節，做什麼事情，踩著時節的鼓點走，這對自我調養是大有裨益的。

## 二、合「身」而為

《黃帝內經》中有幾句話非常重要：「不知持滿，不時御神，務快其心，逆於生樂，起居無節，故半百而衰也。」這幾句話的意思是：不知道保持精血充盈，不懂得靜心持守，只是追求快感，作息沒有規律，所以，五十歲就衰老了。

《黃帝內經》的話，道出了人與自然同「頻」的重要性。那麼，要跟自然「同頻」，除了合時而作，很關鍵的是還要合「身」而為。在前面給到的醫案中，大家已經能夠看出，朱丹溪診療每一個病人，都遵循了合「身」而為的規則。在前一小節，我們探討了自我調養要做的好，人就要與時節同拍。這一節，我們要研究的是，人與自己的身體同節奏，不能違背身體的機能做事情。

不知大家是否留意過這個問題：為什麼每次地震之前，動物們都能有所反應？而人卻感覺不到。

按理說，人是最高級的生物，應該能夠感知。然而，隨著科技進步，我們對科技越來越依賴，於是在很多方面，人的本能在退化，觸覺已經不再敏感，甚至開始麻木。就好像我們去醫院治病，一些醫生常常讓病人使用抗生素，久而久之，讓身體對抗生素產生了依賴，進而削弱了免疫系統的能力。從長遠來看，不利於自我調養，也不利於健康。

合「身」而為，目的是要讓身體的機能發揮最大的潛能。

不過，現實生活裡，一些做法不僅沒有發揮身體的潛能，甚至跟身體自身發展的規律相違背，這麼做，無論看上去有多少所謂科學根據，都是不可取的。

在上個世紀九〇年代初，從美國傳進來一種雌性激素藥，說這藥在美國療效很好，很受歡迎。

大家都知道，女性到了虛歲四十九的時候，就該閉經了。伴隨閉經的是盜汗、烘熱、脾氣不好等症狀，口服這種雌性激素片，就可以緩解這些症狀。吃了這樣的藥，月經又來了，盜汗、脾氣壞的毛病也沒有了。一些女士還暗自慶幸，沒有閉經，說明自己年輕了。一時間，這種藥在中國女性中也大受歡迎。

但是，當時一位中醫學家就提出了質疑，原因很簡單：這違背了中醫順應自然的「道」。無論醫藥公司怎麼解釋，說用了什麼配方，用了什麼儀器製作，那都是「法、術、器」層面的問題，順應自然是一種哲學，是「道」的層面。後來，科學也驗證了，長期用此藥，可能誘發乳癌。這證明了，科技發展也得尊重身體發育規律，就像生孩子，無論剖腹產技術多麼高明，總是沒有順產的結果好，因為順產是最自然的方式。

從這些事上，可以又一次驗證我們第一章的觀點：自我調養，找對方向很重要。方向之「道」能讓我們甄別什麼是可行的，什麼是不行的，能解除我們的迷茫感。

古人有一句話叫「日出而作，日落而棲」，此話很有深意。它告訴了我們身體應該有的節奏：天黑了，讓身體好好休息，積蓄能量；太陽出來了，就該起床活動了。不過，許多朋友不這樣做，天黑了，他們打開電燈，挑燈夜戰。有人說，我晚上才有靈感，可以晚上工作、白天睡覺。也許，他覺得白天補七個小時的覺，總量沒有變啊。根據「日出而作，日落而棲」這個古語，我們也就明白，覺不是睡得越多越好，關鍵是按自然規律作息，這樣才真正有利於健康。

在非洲，有一個古老的民族，他們或許沒有多少現代知識，卻非常有智慧。他們走路過快的話，隔一段時間就停下來，不是因為累，而是「等神跟上自己的腳步」。這裡的「神」，指的是我們的「心神」、身體。而現在我們的節奏太快了，我們不僅在地上走得太快，而且早已飛起來了，我們飛到美國，第一件事就是「倒時差」，「倒時差」就是「等神跟上我們的腳步」，然後，以合乎身體的節奏繼續前行。

# 2. 飲食茹淡，顧護胃氣

縱口固快一時，積久必為災害；睠彼昧者，因縱口味，五味之過，疾病蜂起。

——朱丹溪

## 一、飲食清淡有節制

《皇帝內經》說：「五味之美，不可勝極。」「五味入口，藏於腸胃，味有所藏，以養五氣。」

「人由氣生，氣由神往。」所以，自我調養中，養氣是至關重要的。那麼，要怎樣透過自我調養，達到氣血充盈、神清氣爽呢？我們先看看朱丹溪兩個醫案，希望從這兩個案子中，能有所啟發。

朱丹溪家族中有一個七十多歲的老人，一到夏秋季節，沒完沒了的拉肚子，找了許多醫生，也沒能根治。最後，老人找到了朱丹溪，朱丹溪詳細詢問了他的個性、生活習慣，發現他有一個奇怪的嗜好：吃鯉魚。他是天天吃、月月吃，三年下來，吃了一千多條鯉魚。大家都知道，鯉魚有一個功效：利水。那麼，吃利水的鯉魚，怎麼會不停地拉肚子呢？

第二個醫案：黃先生是一個小官，家庭幸福，衣食無憂，每天大魚大肉。後來，他患上了消渴症，多飲、多食、多尿，越來越消瘦。許多醫生來診斷，說你這病沒什麼大不了，只要注意營養，很快就會好的。怎麼加強營養呢？吃黃色公雞最好！

這回可有些誇張了，幾年裡，黃先生吃了一千多隻黃色公雞，病不僅沒有好，反而經常嘔吐、胸悶、怕風，怕到要在地上墊糠，窗戶紙要雙層，他才能站起來，勉強走十幾步路，可以說，他虛弱到了極點。沒有辦法，家人輾轉找到了朱丹溪。

那麼，朱丹溪怎麼處理這兩個病例的呢？

在介紹處理手法之前，我們先看看本節開頭那句話，朱丹溪說：「縱口固快一時，積久必為災害；瞻彼昧者，因縱口味，五味之過，疾病蜂起。」這句話的意思是：如果

圖一時之快，暴飲暴食，長久下去，對身體將造成很大的傷害；如果貪圖各種厚重的口味，必會導致疾病叢生。這句話，已經為接下來的分析做了些許註解。

對第一個醫案，朱丹溪認為，老人的病，就是吃鯉魚過多導致的。鯉魚利水，不過凡事都要有「度」，過量了，就會助濕生痰，這些東西就會瘀積在腸胃裡，在腸壁上形成厚厚一層「垃圾」，讓其他營養物質無法攝入，自然影響「氣」的運行，長期下去，就會生病。只有將這些瘀積的東西「吐、洩」出來，讓腸胃乾淨、清爽，老人才會痊癒。

第二個醫案中，朱丹溪給黃先生一把脈，非常肯定地說：「你這病就是吃出來的，先別吃肉了。」跟上一個案例中的老先生一樣，黃先生腸胃裡也瘀積了太多東西。朱丹溪開了暖胃行氣的方子，黃先生吐了許多黏液，病情慢慢好轉。可是，這位黃先生還真有些饞，不能吃雞，就用雞湯泡飯吃。這一吃，病情又出現反轉了，朱丹溪批評了他，要他「忌口」，要清淡飲食，不要再聞肉味。幾個月過去，黃先生的病終於痊癒了。

這兩個醫案，讓我們不由自主地想起了《疾病是堵出來的》裡的一句話：要把廚房當藥房。因為，許多疾病是「吃」出來的，要管理好「廚房」，才能少進藥房；要管理好飲食，才能真正健康。

所以說，我們應該牢記世界營養學界權威柯林•坎貝爾說過的一句話：「死亡，是吃出來的。」

朱丹溪說人要健康，必須正心、收心、養心。其中，收心就是要克制自己的欲望，欲望中就包括對美食的欲望。現在，生活條件好了，許多人遇上好吃的就拚命多吃，或者天天大魚大肉、重口味，不能克制自己的欲望，這樣就會影響身體的健康。

同時，過多地攝入肥美、甘甜、厚膩的食物，會導致營養過剩，過多的營養堆積在一起，不能被人體吸收，則極易形成痰。就如《黃帝內經》所說：「肥者令人內熱，甘者令人中滿。」「脂肪」堆積，在人體三十七度的條件下，這些東西會腐爛，成為一堆垃圾，影響著腸胃的運作。腸胃乃五臟之神，腸胃運作不好，將逐漸地影響到肝臟、膽囊、脾臟，形成一個惡性循環，然後百病叢生。

有人會說，清淡了，會不會營養不足？其實，只要素食吃得合理，不用擔心清淡飲食會導致營養不足。如自然療法之父格森博士就說過：「素食餐飲中，已包含大量的天然營養素——只要食用大自然給我們的恩賜，就能夠恢復並長保健康。」

## 二、素食療法

《救命飲食》作者、有世界營養學界的「愛因斯坦」之稱的坎貝爾，總結了他們劃時代的研究成果：「吃動物性蛋白質最多的人，有最高的患心臟病、癌症和糖尿病的機率。」他們認為：「動物性的食物吃的越少，對健康的好處就越多——即使熱量只降低了10％，甚至為零。所以，對動物性食物攝取的最理想比例是零，這個主張不是沒有道理的，至少對那些已出現慢性病徵兆的人來說，更是如此。」

比如，因為胰臟功能不健全時，才出現了糖尿病，而胰臟的主要成分是鉀，所以要補充鉀。蔬菜中含鉀量是最豐富的，尤其是鉀對鈉的比例，蔬菜是魚肉的一百倍。

其實，很早以前，由於生活條件所限，大多數老百姓一輩子不得不以素食為主，很少有機會大魚大肉，可這些老百姓卻很少得病。坎貝爾在《中國健康報告》裡，比較了中美兩國的飲食習慣後，得出了驚人的結論。他認為健康跟飲食密切相關，而素食是最好的飲食方式，對於療癒癌症甚至許多慢性病，都有很好的功效。

我們透過權威人士的實驗，已經對素食的好處有所了解，那麼，我們再換一個角度來分析這個問題，如果長期吃肉，甚至大魚大肉，很少吃蔬菜水果，會發生什麼事呢？

中醫理論講，人要健康，必須氣血足、經絡通暢。氣血不足，經絡不通，一定會百病叢生，而血液的良性循環是氣血充足的保證。不過，如果血液變得濃稠，就會讓血液良性循環變得越來越困難，而動物性蛋白質流動性差，是最容易使血液變得濃稠的物質。

與食肉性動物如狼、獅子相比，人類對肉的消化能力，僅僅是它們的二十分之一。所以，我們吃進去的動物性蛋白，大多數會在沒有完全被消化的時候進入小腸，80％會腐敗，20％進入血液中，一部分被肝臟吸收，形成尿酸等廢棄物。隨著動物性蛋白越積越多，肝臟的負擔越來越重，膽管中會形成越來越多的結石，降低了分解蛋白質的能力，一個惡性循環開始形成。

當血液變得黏稠，身體自我調節機制出現了，為了讓血液恢復流動性，避免因血液流動不暢，引發心臟病或者中風，身體會將這些蛋白質，丟進細胞周圍的液體中，這樣可以讓血液變稀，暫時避免了心臟病和中風的發生。但是，身體顧不上那麼多，這些被丟棄在細胞周圍的蛋白質越聚越多，就會形成一種膠狀物質，那些要前往細胞裡面的營養物質，被濃稠的膠狀物質牢牢困住，細胞長時間缺乏營養，就會死亡，或者在「垃圾堆裡」撿食物自救，這便是發生癌症病變的開始。

另外，我們知道淋巴系統的主要工作，是清除由細胞生產的代謝廢棄物，並清除它們的毒性。每一天，它要從身上清除三百億個細胞殘骸。細胞的主要成分是蛋白質，而現在大量攝入動物性蛋白，讓淋巴系統被迫要清除更多的蛋白質，大大增加了淋巴系統的工作壓力，結果是導致淋巴流的阻塞和液體滯留，失去代謝的能力，讓廢棄物留在了體內。

在《疾病是堵出來的》中，我們專門用了一節寫「病是堵出來的」，而無節制地攝入動物性蛋白，就是讓身體「堵車」的罪魁禍首之一。

大家明白了大量食肉給身體帶來的問題，而諸多臨床病例，也驗證了大量食肉對身體——尤其是疾病的療癒沒有好處，而素食卻能很好地療癒多種疾病。為此，自然療法之父馬克斯・葛森博士，還提出了一個人每一天需要的「十三杯果蔬汁」，因為新鮮的果蔬汁，幾乎含有所有的營養素：維生素、礦物質、酶、植物性化合物、草藥，以及其他重要的物質，甚至還有蛋白質。葛森博士認為：「任何一位病人和健康良好的人，每天經常飲用有機栽培蔬果製作的新鮮果蔬汁，對於重獲和維持健康都是極為重要的。」

著名的營養學家亨利・畢勒博士，在他的名著《食物才是你的良藥》中說：「蔬菜才是你自我調養的真正良藥。」而在自我調養的過程中，正確的做法是攝入均衡的蔬果飲食，這也是預防癌症最有效的方法。

### 三、「過午不食」

翻開朱丹溪的醫案，節制飲食的例子比比皆是。

在古代，中醫和佛教節制飲食有一條叫「過午不食」，也就是下午一點鐘之後不再吃飯。也許有人會問：這麼長時間，我餓了怎麼辦？

大家或許讀過名著《李自成》，它的作者——著名作家姚雪垠小時候身體很羸弱，中年之後，身體卻越來越好。記者問他原因，姚先生說從三十歲以後，他晚餐不再像以前那樣吃很多，吃「厚味」，而是改喝清淡的粥、果蔬汁等流食。姚雪垠長期堅持下去，不僅改變了羸弱的體質，還比大多數同齡人更健康。

明朝永樂皇帝朱棣有一個寵臣叫胡廣，朱棣為什麼寵他呢？因為這個人有個優點：口風緊。皇帝跟他說什麼話，永遠不會走漏出去，但這人有個皇帝很討厭的毛病——愛吃晚飯。皇帝就質問他，為什麼要吃晚飯？胡廣說：「自己從小就營養不良，因此要補補，一天要多吃幾頓。」既然這麼說，皇帝也就沒有追問。從此，胡廣更加肆無忌憚，晚餐什麼好吃就吃什麼，不僅吃晚飯，還吃宵夜。結果，晚餐並沒有讓他健康起來，而是毛病越來越多。最後，三十七歲，正當可以在政治上大展宏圖的時候，他去逝了。

的確，晚餐暴飲暴食，對身體是一種很大的傷害。

我們可以想想，晚上吃了很多，當我們休息的時候，胃腸肝膽卻要不斷地「加班工作」。一個人天天加夜班，都受不了，胃腸肝膽怎能受得了？長期下去，必然導致胃腸肝膽功能衰退。很多人早上起床，一打嗝，嘴裡是昨天晚餐的菜味，這證明你的胃腸功能已經不好了，晚餐還在胃裡沒有完全消化。

另一方面，睡覺是不消耗熱量的，晚餐卻吃進去了大量熱量，這些熱量很容易轉化為脂肪，積存在腎囊裡，於是，就出現了「大肚子」；這些脂肪有的也積存在皮下、血液、心肌、肝臟等地方，長期下去，它們阻礙營養物質的吸收，造成人體功能的減退。

我們常說吃飯「七分飽」，這不僅僅是指每一頓飯不要暴飲暴食，也是指一天要做到「七分飽」。過去幾十年，人們常常餓肚子，因此對吃十分在意，見面就問候：「你吃了嗎？」我們害怕孩子們吃不飽，害怕父母吃不飽，餐聚的時候，不管是不是晚上，總是拚命往孩子、老人碗裡夾菜，認為這樣才能表達愛心、孝心，殊不知這麼做對健康往往沒有益處。

例如，朱丹溪當年治好了母親的病後，對七十歲的老母親，她要求盡量少吃肉食，多吃青菜、果蔬、粗糧，當然，那時候不吃晚餐。鄰居們很不理解，認為朱丹溪不孝。

朱丹溪卻說，我這樣做，讓母親沒有病痛之苦，而且健康長壽，才是真正的孝啊。

朱丹溪的觀念，是不是能給到我們很深的啟發呢？

# 3.「謹四虛」

「遠彼帷薄，放心乃收，飲食甘美，身安病瘳。」

——朱丹溪

## 一、精神內守

在朱丹溪看來，要讓自我調養發揮出好的效果，有一個很重要的環節要把握住，那就是節制房事，為此，他明確提出了「謹四虛」。在講「謹四虛」之前，我們先談談《黃帝內經》中所說的「精神內守」，對自我調養的意義，這對我們理解朱丹溪的「謹四虛」會有幫助。

「精神」是兩個概念：精和神，這裡的「精」主要是「陰精」，「神」是我們身體的「元氣」。如果我們的精、神沒能固守在體內，外露了，對身體是很不好的。所以，

《黃帝內經》提出「精神內守」的概念。

「陰精」是一個中醫概念，包含很多成分，比如胃液、精液等。本節主要指腎精、精液。

對自我調養有所了解的朋友都知道，「腎乃先天之本，脾胃乃後天之本」。這句話的意思是，腎精的量先天已經決定了，用一點就少一點，非常珍貴，是身體之本，這是中醫主張節欲的重要理論基礎。

有些人說，腎精不就那麼幾克蛋白質嗎？真有這麼重要？

有一位中醫學家，打了一個很有意思的比方：鑽石的主要成分是碳，鉛筆的主要成分也是碳，但沒有一個人拿著一隻鉛筆去求婚。

腎精的形成，消耗了身體非常多的能量，而現在一些人卻「精神不內守」，也就是身體藏不住精。就像《紅樓夢》裡單相思王熙鳳的賈瑞一樣，經常遺精，最後脫精而亡。《黃帝內經》說「精神內守，病安從來」，意思是如果能夠固持住陰精，病從哪裡來呢？所以，男士要調養好身體，「精神內守」很重要，要做到「精神內守」，要有正確健康的生活方式，有規律的作息。

那麼，對於女性來說，「精神內守」是怎麼回事呢？

坐月子的過程，就是滋補缺失的陰精。女人的陰精，很大一部分是指陰道的潤滑液，如果染上病毒，或者其他原因，就會導致這種潤滑液流失過多，這同樣是失精。很多婦科疾病，就是在坐月子期間，因為各種原因落下的。有一些女性不愛惜自己，頻繁地人工流產，這樣會造成陰精的大量流失，或許開始沒有什麼反應，往後處理不好，就會帶來多種疾病。

精、神是人體中最寶貴的精微物質，是我們健康的基礎，民間有曰：「一滴精，三滴血」，可見其珍貴。所以說，自我調養，一定要懂得節制欲望，讓「精神」內守，充盈我們的身體，而不是讓精、神外露，導致精、神流失。

## 二、「謹四虛」

在上一小節，我們談到了「精神內守」的重要性。可以想像，如果一個人放縱自己的欲望，將很難做到「精神內守」，就更難達到身心健康了。

宋人楊時說：「目則欲色，耳則欲聲。」人的身體成熟之後，就會對聲色產生興趣，各種欲望不斷滋生。就像《黃帝內經》所說：「以酒為漿，以妄為常，醉以入房，以欲竭其精，以耗散其真。」這段話的意思是，如果像喝水那樣喝酒，心中充滿各種妄念，喝完酒行房事，這樣，體內陰精將被欲望耗盡，真氣也將消散。朱丹溪也說：「心火起於欲念，將耗損陰精，陰精沒了，生命也就停止了。」

我們從朱丹溪的一個醫案說起：

有一個好色的人娶了四個小妾，然後，每一天晚上他就跟這些小妾尋歡作樂。突然，有一天他中風了，從此半身不遂。他找到朱丹溪，經過診斷，朱丹溪認為他半身不遂，是因為無節制的房事導致體內相火太旺，耗損了陰精造成的。

朱丹溪認為，陽常有餘而陰常不足，所以，人應該注意滋陰，而「遠彼帷薄，放心乃收，飲食甘美，身安病瘳」是很重要的方式。就是說人要節制房事，飲食也很注意，那麼身體就很安康，疾病也就少了。

怎樣節制房事？朱丹溪提出了「謹四虛」，這裡給大家提出來，以供參考。

**第一虛**：年之虛。一年有四季，對於身體來說，陰陽協調百病消。夏季炎熱，屬陽，這時候要養陰，才能平衡陰陽；冬季寒冷，主藏，更不該心火妄動，因此，這兩個季節都應該減少或者杜絕房事。

**第二虛**：月之虛。有一句詩叫「春宵一刻值千金」，大年三十，我們吃年夜飯；正月十五，我們叫元宵節，為什麼不叫元夜節，把年夜飯改成「年宵飯」？

這裡面充滿了智慧。

大年三十，天上看不見月亮，所以叫「夜」；正月十五，月兒圓圓高高掛，所以叫「宵」。一樣是在晚上，有無月亮是區別「夜、宵」的關鍵。再聯繫上面一句話，「春宵一刻值千金」，說明古人很早就懂得，在月圓之夜行房是最好的。這也正是朱丹溪「月之虛」所主張的，這順應了自然規律。而現代醫學也驗證了，月圓之夜，男女的激素水準比平時要高。

**第三虛**：日之虛。氣候急劇變化、喝酒之後、情緒波動很大，都不要行房事。酒後行房，容易透支自己的「陰精」。酒能讓肝火亢奮、麻痺自己，進而失去對「腎精」的控制，長期下去，腎精不足，就會摧垮自己的身體。

另外，酒後受孕的孩子，容易造成智力上的缺陷。大家都知道，陶淵明、李白都喜歡喝酒，非常遺憾，他們的孩子中有好幾個都是智障的。陶淵明還在書中自歎這都是「杯中物」給害的。

**第四虛**：病後之虛。大病初癒後，不要進行房事，因為這個時候病剛剛好，人還非常虛弱，此時行房，有可能讓身體更加虛弱，甚至造成病情的反覆。

# 4. 老人、兒童的健康養護

君子妻子以德，小人妻子以姑息

——朱丹溪

## 一、老人的健康養護

「家有老人是個寶」，如何讓父母、老人生活得更健康、更長壽，是這一節要探討的問題。

朱丹溪在行醫中，特別重視老年人和兒童的健康調養問題，留下了許多的醫案。

一個老人因為嘔痰，胸口發悶，氣喘不停，朱丹溪診治後，認為老人因為飲食不當引發了寒熱，再加上年邁脾虛，內有痰濕，外有寒熱，他認為必須先健脾益氣，然後再止嘔下氣，最後透過飲食進行多方面調理，才能治好老人的病。

朱丹溪年輕的時候，他的母親就多痰飲之病，後來經過他的治療，透過「保養真陰」，注重茹淡飲食，在母親七十歲的時候，痰飲病就好了。不過，七十歲之後，有一次，母親大便乾燥，朱丹溪用新牛乳、豬油熬成糜粥讓母親服用，果然效果很好，母親大便通利了。然而，第二年，母親卻出現了嚴重的症狀：「鬱為黏痰，發為肋瘡，連日作楚」，十分痛苦。朱丹溪苦苦思索，終於想出了解救母親的根本方法——節養之法，同時給母親補胃補血。經過調養，母親身體徹底康復，直到臨終都沒有再生過病。

從這兩個案例可以看出，在朱丹溪看來，當人上了一定年紀，身體機能一定會發生變化，一些病症自然而然地就會顯現出來，「人生至六十、七十以後，精血俱耗……」《黃帝內經》也說：「人體七十，脾氣虛。」所以，越是老年人越要注意保養真陰，注意脾胃的調養。

現在相當多的老人脾胃不好，導致虛火旺盛。許多人恐怕有這樣的體驗：老人容易光火，常常為了一點芝麻小事就上火了。在朱丹溪看來，這就是虛熱的表現，所以，不能吃辛熱的食物，比如燒烤的、香辣的、肥膩的都不要吃，至少要少吃。

要養好老人的身體，必須顧好脾胃，養脾胃是老年人自我調養的重中之重。要養好脾胃，飲食就顯得十分重要。在中國古代，食療和藥療是同源的。新谷弘實也說：「你的健康取決於你所攝入的食物。」他甚至認為是食物造就了我們人類。對於老年人來說，更是如此。

在廣西有一個叫巴馬的地方，是世界上公認的最長壽的地方。除了這個地方純淨的山水滋養外，還給老人們養老提供了很多啟示。這裡的老人們很少吃肉，主要吃青菜、喝粥、偶爾吃魚，一天只吃兩頓飯。我的一個企業家學員曾專門到這裡探討長壽秘訣，他發現，老人們的健康長壽，就是正確飲食的結果。

除了正確飲食，還有沒有好的方法來調養脾胃呢？

國醫大師路志正老先生，提供了一套簡單易行的方法。每天起床後、睡覺前，平躺在床上，兩手重疊放在腹部，順時針揉三十二圈，然後逆時針再揉三十二圈。這樣可以幫助腸胃蠕動。做這個運動，關鍵是我們要心無旁騖。許多人一邊揉著腹部，腦子裡卻想著其他問題，心神不一，氣血就不順。

生命在於運動，對於老人來說，散步這樣的不太劇烈的運動是最合適的。不要多快，時間可以長一點，尤其是在飯後，促進腸道的蠕動，有利於消化。

散步還有一個重要的目的是放鬆。放鬆也有利於促進腸胃通暢，如果一邊散步，一邊想著家庭瑣事，心有雜念，這樣的散步，對健康的幫助會大打折扣。所以，散步的時候需要投入，真正地放輕鬆，享受鍛鍊帶來的愉悅。

## 二、兒童的健康養護

《黃帝內經》說：「嬰兒者，其肉脆、血少、氣弱」，「小兒臟腑之氣軟弱，亦虛亦實。」

朱丹溪在繼承《黃帝內經》的思想基礎上，對兒科提出了許多獨到的見解。他認為對幼兒最重要的除了生理發育，關鍵還要落實「教」，注意孩子的德行培養。本節，我們主要集中在兒童健康調養方面。

朱丹溪認為，幼兒首先面臨的，是「脾腸不足」這一生理特點，所以，餵養方法顯得非常重要。他說：「腸胃尚脆而窄，若稠黏乾硬，酸成甜辣，……但是發熱難化之物，皆宜禁絕。」同時還告誡哺乳之母：「乳子之母，尤宜謹節……病氣到乳，汁必凝滯……」上面這兩句的意思是，幼兒的腸胃非常小而且脆弱，這時候必須禁絕黏稠乾硬、酸甜辛辣的食物。如果是母乳，就必須更加謹慎，自己的病毒可能帶到乳汁裡，讓乳汁凝滯。

在朱丹溪看來，兒童的健康養護，也應該從養護腸胃開始。

我們知道，嬰兒剛出生，各個器官還沒有發育成熟，尤其是腸胃的肌肉非常薄弱，沒有能力將食物磨碎，器官分泌的各種消化酶也很少，這就需要給孩子餵母乳、奶糊狀雜糧粥湯。

如果我們把眼光拉長一些，可以發現，當一個人病得很厲害的時候，也需要給他餵粥或者流食。也就是說液體的、糊狀的食物分子結構小，可以直接經過消化道黏膜上皮細胞進入血液循環。這就是西方營養學裡所稱的「要素飲食」：食物的形態影響著營養的吸收。

現在有一些家長可能太忙，或者因為其他原因，沒能幫一歲左右的孩子將食物搗碎。經過一段時間，家長發現原本白白胖胖的孩子變瘦了，氣色也有些暗，還常常感冒生病，這個問題的根結或許就在飲食上。孩子的牙齒沒有長全，內分泌不足，胃腸蠕動的力量不夠，根本沒有能力將吃下去的大塊東西，變成腸道可以吸收的營養物質，長期下去，營養不足，抵抗力下降，就變瘦、變得容易生病了。因此，在孩子兩歲以前，應該盡量地將食物剁碎，以便於孩子消化吸收。

當孩子牙齒發育完全，腸胃可以有力地蠕動，可以自主飲食的時候，又要特別注意朱丹溪所說的「節制飲食」。如果飲食沒有節制，對腸胃會造成很大傷害。朱丹溪說，假若不懂得節制，「筋骨柔弱，有疾則不能忌口以自養，居喪則不能食素以盡禮，小節不謹、大義亦虧。」這句話的意思是，飲食沒有節制，最後身體變差，生病的時候不能忌口養病，居喪的時候不能吃素，以盡孝道之禮。雖然吃飯這件事看起來很小，但是不注意則會影響身體，甚至導致喪失綱常倫理。可見，朱丹溪認為，節制飲食不僅對身體健康，還對兒童德行的養成也很重要。

# 第3章　朱丹溪自我療癒之「身體密碼」

## 本章導讀

不知大家注意到這樣一個細節沒有，比如在秋天，我們穿上秋褲就比較舒服；而在春天，同樣的溫度，穿上秋褲就很難受，也因此，這條褲子叫「秋褲」，而不叫「春褲」。這是為什麼呢？

其實，這個小細節背後，有很大的學問。

春天和秋天雖然溫度差不多，但是，我們的「身體」卻很不一樣，我們身體「氣」的流動方向發生了變化。春天，氣從內往外發散，所以，穿上秋褲阻擋了氣的流動，身體會感覺彆扭；秋天，氣從外往內聚斂，秋褲可以為我們遮蔽陰寒，因此，人感覺舒服。

為什麼會有這麼多的講究呢？這就要從了解「身體」的本身開始。

這正是本章要為讀者解決的問題。

本章從自我調養的角度出發，帶著「我們的身體結構是怎樣的？它到底是怎麼運作的？」等問題，跟隨朱丹溪一起，「解碼」我們的「身體」。

# 1. 陰陽調和保健康

善診者，察色按脈，先別陰陽。

——《黃帝內經》

## 一、「生之本，本於陰陽」

許多對中醫不是很了解的朋友，會有疑問：怎麼一提中醫，好像就要講陰陽平衡，那麼，什麼是陰陽呢？

《黃帝內經》說：「人生有形，不離陰陽。」、「陰陽者，天地之道也，萬物之綱紀，變化之父母，生殺之本始，神明之府也，治病必求於本。」這兩段話的意思是，人之所以存在，離不開陰陽。所謂陰陽，囊括了天地萬物運動變化的規律，治病必須從調和陰陽開始，這是治病之本。朱丹溪在治病、自我調養的時候，始終堅持從陰陽調合的角度來看待，這也是他「治病必求於本」的「本」。

中國古人根據大自然的演變規律，非常智慧地用陰陽來詮釋宇宙運行。對於我們普通人來說，陰陽也不玄妙。太陽屬陽，月亮屬陰；白天屬陽，晚上屬陰；運動屬陽，靜止屬陰；男人屬陽，女人屬陰……《黃帝內經》說「陽化氣，陰成形」，比如你的肉體為形，所以屬陰，你運動，則屬陽。

在我們一生中，有四個耳熟能詳的詞：生、老、病、死。從某種程度上說，生，其實就是陰陽兩種能量在體內的聚合，獲得了暫時的統一；老，指的是陰陽在體內不斷衰減的過程；病，說明陰陽在體內不能達到調和，失去了平衡；死，指的是陰陽統一體的瓦解。

如果把我們的身體比作一個天平，陰陽在兩頭，兩者保持平衡，這個天平才能維持最好的狀態。人身體上的病成千上萬種，有許多新病在不斷發生，還有許多疑難雜症。朱丹溪之所以有「雜症找丹溪」的美譽，根源就在於不論是什麼樣的病，在他看來，病理只有一個：陰陽不調。將陰陽調理好，病自然就消失了。

宇宙由陰陽組成，因此我們看到太陽、月亮、白天、黑夜；世界由陰陽組成，因此我們看到男女、雌雄、高低、快慢，等等。而我們的身體就是一個小宇宙、小世界。陰陽藏於我們身體的每一個部位，比如腎有腎陰、腎陽；肝有肝陰、肝陽……以此類推，每個部位的陰陽必須平衡，各個臟器之間的陰陽也要平衡。

人體內陰陽是怎麼運行的呢？

陽在人體內表現為火，陰表現為人體的水。我們拿心臟來舉例，如果是心陽不足，整個人體就像失去太陽一樣，不再陽光明媚，身體就會籠罩在陰雲之中，甚至發生洪澇。這時候，人就會渾身發冷，沒有精神。用西醫儀器診斷，有可能是心臟病甚至心衰竭了。如果是心陰不足，意思是整個心得不到滋養，就像一台運動的汽車沒有上機油，這會造成車的巨大耗損。心臟在乾燥的環境中空轉，會導致心悸氣短、精神疲乏，檢查的結果很可能是心律不整，還是心臟病。

胃的陰陽失去平衡，胃火大了，胃就會始終處於亢奮狀態，吃進去的東西很快就會消化完，人就會吃得多、餓得很快。腎火大了，就控制不住水分，尿液就多，總想小便……

其他臟器以及身體各個臟器之間的運行也是這樣，只要陰陽不調和，就一定會出現問題。

今天，我們一打開電視，常看到「東邊日出西邊雨」，這邊鬧水災，忙著抗洪搶險；另一邊鬧旱災，期盼天降甘霖，這都是局部的生態系統平衡被打破了。怎麼解決這個問題呢？修築堤壩、修灌溉渠都是治標不治本的。真正好的做法是封山育林、涵養生態，讓生態系統達到平衡，自然風調雨順了。

人體陰陽不調和，也就是人體的生態平衡被打破了。從某種角度來說，自我調養就是「封山育林」，讓身體重新恢復「生態平衡」。當身體的「生態系統」平衡了，自然會全身通泰、面色紅潤、正氣充足，疾病難以入侵。

## 二、「法於陰陽，和於術數」

我們先看朱丹溪的一個醫案。

有一個叫鄭叔魯的學子，二十多歲，為了考取功名，非常努力，每天晚上讀書學習到四更天還沒有睡。突然，他得了一種怪病，只要蓋上被子，就會遺精，掀開被子什麼事也沒有，但是，不蓋被子睡不好覺。沒有幾天，鄭叔魯受不了啦，神情疲憊，飲食也不斷減少，情況越來越嚴重。朱丹溪詳細詢問了病情之後，認為小鄭的病是由於讀書太過用心，肝火、心火太旺，陽氣太旺，再加上晚上睡不好覺，血不歸肝，腎水不足，導致「火乘陰虛」，精關不固。朱丹溪開了補陰虛、降陽火的方子，調和了陰陽，鄭叔魯的病慢慢就好了。

正是從陰陽調和的角度，朱丹溪解決了鄭叔魯遺精的問題。在自我調養中，我們怎麼來調和陰陽呢？

其實，《黃帝內經》在講述陰陽為人生之本的時候，已經給了我們陰陽調和的方法。《黃帝內經》說：「法於陰陽，和於術數。」

法於陰陽，就是取法於陰陽，向陰陽變化學習。比如，白天屬陽，晚上屬陰；春夏屬陽，秋冬屬陰，我們按照大自然看得見的「陰陽」，來調理身體看不見的陰陽。白天到了，太陽出來了，我們也該起床活動了，這屬陽；晚上，屬陰，我們好好睡覺休息。春生、夏長、秋收、冬藏，我們讓身體隨著大自然這個「陰陽」老師的節奏律動，就能將陰陽調理好。

很多人生病，往往就是不遵循「陰陽」規律造成的。就像上面醫案的主人翁鄭叔魯一樣，每天晚上不休息，挑燈夜戰讀書到天明，長期下去，陰陽失去平衡，就非常容易生病。

「法於陰陽」，後面還有一個「和於術數」，這跟我們調節陰陽有什麼關係呢？和於術數，術，有兩層意思，一是預測未來的一種本領，另一層意思指的是職業。至於「數」，從陰陽的角度看，奇數屬陽，也就是1、3、5、7、9屬陽，偶數屬陰，0、2、4、6、8屬陰，8和9屬於極陰極陽的數字。我們到故宮去旅遊，就發現到處都取「9」這個數字，在古代，只有皇帝能用「9」。

許多朋友喜歡8或者9這樣的數字，覺得這兩個數字吉利，可以讓自己「發」或者「長長久久」。不過，到底哪個數字更適合自己，或許也有一些講究。比如你陽氣特別旺，選一個屬陰的數字；陰氣重，選一個屬陽的數字，陰陽調和，即所謂的「和於術數」。

當然，「和於術數」最重要的意涵是職業要「和」。

孟子說「術不可不慎」，意思是選擇職業不可不慎重。俗話說「男怕入錯行，女怕嫁錯郎」，也是這個意思。這說明，聰明的古人，早就懂得職業對身心健康的影響非常大。選擇職業的目的不僅僅為餬口，還要讓人快樂、身心愉悅。假設帶著消極的情緒，做一件十分不喜歡的工作，時間長了，人就會陰陽失調，健康亮起紅燈，因為他違背了「和於術數」的精神。現在一些上班族成了亞健康患者，很大一部分原因，是他們並不真心喜歡自己的工作，每一天朝九晚五、身心俱疲，與職業根本「和」不了。

我們從三個方面給大家談了如何讓陰陽調和，希望能給大家帶來收穫。那麼，保持身體陰陽調合，還有一個關鍵——吃飯。一些名醫甚至認為：吃飯就是調陰陽。

我們知道，天地的協調靠的是風雨雷電，人體陰陽的協調，很大一部分則是靠食物。食物可以調節人體的陰陽平衡，因為，食材本身也有陰陽，陰性的食物偏寒、偏涼，陽性的食物則偏熱、偏溫。如果發現身體偏寒了，可以吃一些屬陽的溫熱食物；身體偏熱了，吃屬陰的寒涼食物。

我們有意識地調整食材的寒熱，讓身體達到陰陽平衡，這對自我調養有好處，身體陰陽平衡了，一些疾病往往就自我療癒了。比如：

一個很漂亮的女白領，臉上長痘痘，就像野火一樣，春風吹又生。她買了許多袪痘的藥，也不見效。最後，經過一名中醫診脈後，發現她是一味陰虛火旺，導致陰陽不調和，反應在外就是長痘痘。醫生了解了她的飲食習慣，終於知道了原因。原來她最愛吃羊肉和川味火鍋，羊肉屬於陽性食材，川味火鍋更是陽性，陽生火，長期吃必然導致陽氣太盛而陰氣不足。以往醫生的治療，就像給一鍋煮沸的水裡加些涼水，一時間鍋中好像不沸騰了，但是過不了多久，水又會煮起來。最根本的辦法，就是暫時戒掉最愛吃的屬陽的食物，讓陰陽達到平衡。後來，女白領接受了醫生的意見，停止吃川味火鍋和羊肉，竟然沒花一分錢，臉上的痘痘便消失了。

所以，當我們了解了身體陰陽屬性，並知道怎麼調理後，就好像掌握了健康的舵，能將健康最大程度地掌控在自己的手中。

## 三、滋陰降火與自我調養

朱丹溪在陰陽調和方面，有許多開創性的見解，最著名的是，他提出了「陽常有餘而陰常不足」的觀點。這句話的意思是，很多時候，我們的身體陽氣太多太盛，而陰血卻不足。

「陽常有餘而陰常不足」思想的論據，主要有三個方面：

第一、多動少靜。朱丹溪說：「太極動而生陽，靜而生陰。」也就是說動屬於陽，靜屬於陰。人們為了生存，需要不停地工作，動體力、動腦力。過動則相火交織（火將在後面篇章談到），損耗了陰精陰血，所以，人體陰液常常不足。

第二、陰氣難成易虧。男子一般從十六歲通精到六十四歲精絕，一共是四十八年；女子一般十四歲經行到四十九歲停經，一共三十五年，男女陰陽相抵，相差十三年。這似乎說明了人體本身就存在著陰血易虧的問題。

第三、情欲無涯論。食色，性也。人的欲望沒有止境，人心容易受到聲色誘惑而妄動。看看「妄」字，上面一個「亡」，下面一個「女」，按古人意思講，命喪於女人手中曰「妄」。對此，朱丹溪認為，過度的欲望會導致人精血虧損。

雖然對於朱丹溪的觀點，後世醫學家有不同的看法，不過，有一點是共同的，那就是人體氣血難成易虧，調養氣血陰陽是防病治病的關鍵。這和《黃帝內經》的主張是一脈相承的。

在眾多對朱丹溪「陽常有餘而陰常不足」思想提出見解的學者中，朱丹溪的好友戴良的見解最為透徹。戴良在《丹溪翁傳》中說，朱丹溪的「陽有餘、陰不足」之說，是「遠取諸天地日月，近取諸男女之身，曰有餘，曰不足……今欲順陰陽之理，而為攝養之法。」這段話的意思是，朱丹溪「陽常有餘而陰常不足」的觀點，是從天地日月、以及我們身體發育的角度來談的……朱丹溪這樣提，是為了陰陽平衡而提出的養生方法。

我們研究《格致餘論》就會發現，朱丹溪提出這些觀點的目的，在於透過健康教育的方式，讓人們認識、重視身心欲望和飲食勞倦過度對健康的危害，並提供給人們一個實用的調養方法：滋陰降火，調和陰陽。

朱丹溪在此理論基礎上，創製了大補陰丸，在臨床應用上，效果卓越。不過，對於保健調養，應該怎樣滋陰降火呢？

我們從一個人說起，就會明白如何滋陰降火、滋陰補腎了。這個人就是乾隆皇帝。乾隆皇帝始終遵循著朱丹溪滋陰降火的保健思想，然後，結合自身的特點來調養。那麼，他調養的結果怎樣呢？

乾隆皇帝活到了八十九歲，是中國歷史上最長壽的皇帝，在位六十年，僅次於他的爺爺康熙在位六十二年。臨終前兩天，乾隆皇帝還能敏捷地活動，可以說是無疾而終，頤養天年。在他八十二歲那年，英國使臣瑪律嘎尼率使團訪華，見到了乾隆皇帝。瑪律嘎尼在回憶錄中說，乾隆皇帝精神矍鑠，看上去只有六十歲而已。

乾隆皇帝八十歲，還能騎馬射箭，曾在承德圍獵。他的興趣十分廣泛，一輩子寫了一千三百多篇文章，四萬多首詩；六下江南，三上五台山，名山大川都留下了他風雅的故事以及題詞題字。他還喜歡彈琴、玩音樂。乾隆的一生，用今人的話來說就是太精彩了，這輩子太值了。所以，他不免得意地稱自己為「十全老人」，「古稀天子」。

乾隆的調養，第一點就是注意飲食。按照朱丹溪所說，滋陰首推食療。「若穀、菽、菜、果、自然沖和之味，有食人補陰之功。」這句話的意思是，穀類、蔬果等自然平淡溫和的食物，有滋陰的功效。乾隆皇帝說：「老人飲食宜淡薄，每兼蔬菜食之則少病，於身有益。所以農夫身體強壯，至老猶健者，皆此故也。」這句話的意思是，飲食應該清淡一些，每餐多吃蔬菜，能減少疾病，對身體有好處。農夫平時很少吃肉，身體卻很健壯，就是這個原因。

看得出來，乾隆皇帝遵循了朱丹溪在飲食保健方面的思想。

隨著年齡成長，人的身體不斷發生變化，乾隆皇帝就會根據自身特點，開一些對應的中草藥或者吃滋補食材，讓身體氣血充盈、陰陽平衡。這就像駕駛小舟一樣，不斷地調整航向，才能達到健康的彼岸。

朱丹溪滋陰降火第二點是節制欲望，起居有時。古代許多帝王短壽，大多跟不能節制欲望有關。久居深宮，佳麗環伺，如果意志力不夠堅定，縱欲過度，會造成腎精虧損，下元不固，未老先衰。乾隆皇帝始終注意節制酒色，每一天作息十分有規律。

另外，乾隆皇帝十分注意保持情緒的輕鬆愉快，廣泛地發展自己的愛好，既有騎馬狩獵的「動」，又有琴棋書畫的「靜」。有人統計，乾隆皇帝七下江南，平均一次要耗費一百一十一天，可以說廣泛地接觸了大自然，讓體內氣機運作良好。當然，僅僅是知道、了解養生之道是遠遠不夠的，更重要的是做到並能堅持下去。乾隆皇帝的意志力非常強，他將滋陰為主的養生之道堅持了下去，所以突破了皇帝長壽的歷史紀錄。

為了方便人們更好地滋陰降火，朱丹溪還創製了滋陰降火的中草藥，除了上文中說到的大補陰丸，還有四物湯等。當然，對於我們來說，最重要的是要知道滋陰的重要性。在平時的飲食中，注意滋陰調養，讓陰陽平衡，身體健康。

# 2.氣、血、痰與自我調養

「人受天地之氣而生，天之陽氣為氣，地之陰氣為血。」

——朱丹溪

## 一、氣血和，百病消

看朱丹溪上面這句話，就明白氣是人的根本。朱丹溪說，人因天地之氣而生，天上的陽氣為氣，地上生的陰氣為血。

我們到一個地方，或者去找一所房子，常會脫口而出：「這地方沒人氣。」「嗯，這地方很好，人氣挺旺的。」說明「氣」已經深入到了中國人的潛意識中。

高明的針灸師，一針扎下去，就知道這人有沒有救。因為有救的人，扎下去的針非常緊，證明體內的氣還在；扎下去的針鬆鬆垮垮的，像是戳一塊豆腐，說明這人病得很重，因為體內的氣散了。

《黃帝內經》對「氣」作出了非常精闢的註解，它將人體中的氣稱為「人氣」，由三部分組成。第一部分是先天之氣，又稱為精氣。精氣來自於父母，是氣的根本，是定量的，有中醫將先天之氣比作股票市場上的原始股，也是有道理的。

第二部分是水穀之氣。水穀之氣來自於食物，是「增發股」，因為人的一生中，要源源不斷消耗幾百噸食物。每一種食物又接受了天地之氣，所以，黃瓜跟茄子不一樣，馬鈴薯跟紅薯不一樣，每一種食物的秉性都不一樣。因此，食物又分為四氣，即寒、熱、溫、涼。大家看到中醫開處方的時候，常常會說：「你這病，要忌寒性食物；你這病，要忌涼性的食物。」就是這個道理。

第三部分是來自於自然的清氣。自然的清氣要靠肺的呼吸功能和腎的納氣功能，才能吸入人體。不用說，人離了空氣一刻鐘都活不過。同時，空氣對人「氣」也十分重要。新鮮的、清新的空氣能清肺，置換體內的濁氣，讓身體之「氣」良性循環，助力健康；而糟糕的空氣，對人「氣」影響巨大，一到霧霾天，醫院呼吸科人滿為患就是明證。

我們了解了「氣」的構成，也明白了氣是生命的根本，那麼血呢？血是氣的依託！

如果沒有血，氣根本就不存在了。氣和血相互依存，辨證地存在於我們的身體內。中醫有一句話說「氣為血之帥，血為氣之母」，非常科學地闡述了氣血之間的關係。

氣血都是身體的根本，我們由此也就知道了，身體健康，氣血足是前提，氣血和睦是根本。如果氣血不和，氣虛或者血虛，又或者氣血雙虛，疾病會隨之而來。《黃帝內經》說得很清楚：「氣血失和，百病乃變化而生。」

那麼，在氣血和睦方面，朱丹溪有什麼見解呢？我們先從他的兩個醫案講起。

有一個人病得很厲害，肚子疼、熱；同時，頭痛欲裂。先前，病人找了好幾個醫生都沒有治好，找到朱丹溪之後，他認真詢問了病情，原來這人愛吃麵食。朱丹溪認為此人的病就是由吃麵引起的，但病根不在麵，而在氣虛。由於麵食是黏滯之物，這人由於氣虛，無力運化黏滯之物，導致這些食物堆積在腸胃內，形成了濕邪。所以，朱丹溪給他開了補脾益氣的方子，不久，病人便康復了。

有一個二十餘歲的年輕人，立秋不久，就發熱口渴，天天胡說八道，家人十分驚恐。過了八天，朱丹溪來診治，發現這個年輕人體型肥胖，皮膚較白，筋骨稍露。朱丹溪把脈、分析病情後，認為年輕人的病情是由於氣血雙虛造成的。體型肥白是氣虛陽虛之體，而筋骨外露則是陰血不足之像。朱丹溪最後開了溫補之藥，補氣養血，半個月後，這位年輕人便康復了。

從第一個醫案中，我們看到了朱丹溪對「氣」的理解。一個人如果氣虛，就無力運化五臟六腑，尤其是腸胃的運作，更仰賴氣的運動。像第一個醫案中的病患，氣不足導致食積，食物長期堆積、腐爛，產生毒素，讓進入血液的營養物質減少，引起血虛，血乃氣之母，血虛之後，氣更虛，於是形成一個惡性循環。

對於「氣」的調養，朱丹溪主張，首先要保護「元氣」。他說：「人以氣為主……陰陽之所以升降者，氣也；血脈之所以流行者，亦氣也。營衛之所以轉運者，氣也；五臟六腑之所以升降者，亦此氣也。」那麼怎麼保護元氣？

《黃帝內經》說：「恬淡虛無，真氣從之。」這就是調養氣的方法。用今天的話來說，讓身體作主，「真氣從之」，「真」就是你的本來面目，用靈性的說法，就是要活出「真我」，而不是妄動，這樣才能保護好元氣。處於這種狀態時，真氣就能接受我們的「神」的指揮，幫助我們調理身體。

朱丹溪認為，養氣的第二個關鍵是養好脾胃之氣，這一部分，我們將在後面「脾胃」部分談到。

第三個方面是以「順氣機」為緊要。看武俠小說的朋友知道，走火入魔的武林高手，多半是因為體內的氣亂掉了。在朱丹溪看來，氣不僅要足，更要順。足而不順，氣在身體裡亂竄，必然會生病。

《黃帝內經》中有一句話：「氣從以順」，說的就是這個道理。我們吃東西，從上往下，食物經過十二指腸、小腸、結腸，最後透過直腸排出來，這就是「順」。氣不順，食物也就很難沿著原來的路徑下去，我們就會打嗝，嚥不下去，哇的一下子吐出來。

有些女孩子氣機不順，甚至會出現一個症狀：該來生理期的時候不來了，改流鼻血了，這就是所謂的「倒經」。

氣機不順的人，還有一個明顯的症狀：手腳冰涼，稱為鬼手。按理說，氣順的話，就能將氣血準確地輸送到末梢肢節，氣亂了，血到達不了末梢，所以手腳是冰涼的。

朱丹溪提出了養氣的三個方面，我們在自我調養的時候，就需要有針對性地解決。可以在中醫的建議下開一些補氣的藥，最好是吃一些補氣的食物，比如山藥，就是不錯的補氣食材。

接下來，我們要了解朱丹溪對血虛的理解。在第二個醫案中，二十歲的病人屬於氣血兩虛。

前面，我們闡述了氣血之間的關係，如果用陰陽關係來表述氣血，則氣屬陽，血屬陰；氣主動，血主靜，血總是靜靜地濡養著我們的身體。如果血虛，就會造成很多問題，比如心血虛，便會出現心悸、記憶力變差、睡覺多夢等問題；肝血虧，人就容易發怒，情緒控制變得很差，視力模糊，容易疲勞，因為肝本來就是藏血的；肺血不足，就會導致胸悶、氣短、呼吸不利。

朱丹溪在調養血虛方面，是從氣血兩個方面來入手的。氣能生血，臨床多用補氣的方法來生血，而補氣最好的方式是飲食，是顧護腸胃。所以，落腳點在養腸胃上，而養腸胃必須注重飲食，這跟新谷弘實、葛森、坎貝爾等的醫學理念不謀而合。

第二方面，血以行為貴，如何讓血液運行流暢是關鍵。《疾病是堵出來的》在食療方面，就是貫徹讓氣血足、血液通暢為原則，降低血液黏稠度，讓血液更好、更暢通地流動。血不虛，氣足有了根本，最終達到氣血雙足，身體健康。

## 二、治痰與自我調養

痰分有形之痰，比如我們排出體外的痰，還有一種是在體內表現為痰的特異症狀。在朱丹溪之前，對痰症的治療主要分為吐、下、溫幾種方法。不過，吐、下兩種方法對脾胃弱的人，有很大的傷害。

痰症跟氣血不和有直接的關係。因此，在研究痰的時候，需要和氣血辨證地統一起來。朱丹溪說：「痰之為物，隨氣之升降無處不到。」有的是因為氣機紊亂形成了痰濕，有的是因為痰濕擾亂了氣機運行。基於這樣的理論，朱丹溪提出了「百病兼痰」的觀點。

我們首先來看朱丹溪關於痰、鬱的兩個案例。

氣候炎熱的六月，有一個未出嫁的女子生病了，這個女孩子身體困乏，十分口渴，不停地喝水，根本不想吃飯，心情也很煩悶，其脈象沉細微弱。有幾個醫生看過，認為女孩子得了暑熱病，開了治療暑熱的藥物，但是，女孩子的病不僅沒有變好，反而更重了，整日嘔吐不止，身體越來越消瘦，喜歡待在陰涼處，不願意見人，頭暈目眩。朱丹溪診治後，認為女孩子並不是暑熱病，而是痰症。於是，開了治療痰症的方子，半天之後，女孩子吐出了稠痰數升，病情逐漸消失了。

朱丹溪的一位親戚，有一天醉飽後，開始胡言亂語。朱丹溪診治後，認為這是因為喝酒太多，吃肉太多，導致體內痰結。由於他病發突然，脾胃沒有受損，朱丹溪決定直接用吐法治療，給他灌了兩碗鹽水，果然吐痰一兩升，不一會兒，就不停地出汗，睏睡一晚上就好了。

從這兩個醫案中，可以看出朱丹溪處理痰症的不同之處。第一個醫案裡，朱丹溪分析女孩子長久沒有進食，而且憂思過度，有「鬱」症（憂思過度引發的症狀），一定是「氣」不暢了，氣不通暢使體內形成痰，再加上女子喜歡獨處，有些暈眩。朱丹溪有一句話叫「無痰則不作眩」，意思是頭暈目眩的人，大多都有痰症。因此，他判斷是痰症，並對症下藥，取得了好的效果；第二個案例中，這個人是因為喝酒過多，導致氣機紊亂，而食肉過多，消化困難。兩個案例有一個共同點，那就是治痰必先理氣！

朱丹溪說：「善治痰者，不治痰而治氣，氣順則一身之津液亦隨氣而順矣。」這句話的意思是，善於治理痰症的醫生，不去理痰，而是理氣，只要氣順了，身體裡的津液物質就會隨著氣順而順。

《疾病是堵出來的》曾講過：「肝膽腸乾淨，一生無病。」我們透過調理飲食、透過食療，引導人的氣血順暢，進而把身體內的「痰」匯出。那麼，是否可以逆向思考呢？當然可以。很多學員在《疾病是堵出來的》課堂上，將體內的「痰」、垃圾清理了出去，讓肝膽腸變得乾淨，便於血液吸收營養物質，血液好了，自然會養氣，氣機順暢，便難以形成痰症，身體便形成了一個愉悅的良性循環。

為了將腸道肝膽清理乾淨，甚至將體內「垃圾」清理乾淨，朱丹溪還創造性地運用了新的方法，達到了非常好的效果，這種方法是什麼呢？請看下一節。

## 三、「腸胃乾淨，一生沒病」——倒倉法

中醫有一句話說得好：「欲得長生，胃中常清；欲得不死，腸中無滓。」民間也有一句話：「不管有病沒病，先把腸胃打掃乾淨。」在前一小節，我們探討了朱丹溪治痰症的思路。這一節，我們了解朱丹溪著名的倒倉法，這也是一種治療多種疾病——尤其是痰症的方法。

倒倉法，顧名思義，就是把倉庫裡的陳芝麻爛穀子清理乾淨。中醫裡面，我們的胃就相當於倉庫，如果倉庫從來沒有打掃過，可想而知，裡面不知有多少不乾淨的東西。

那麼，朱丹溪是怎麼運用倒倉法的呢？有一個著名醫案先呈現給大家。

朱丹溪的老師許謙常年生病，心絞痛，許多醫生來診治，用了大量的辛熱之藥，導致老師脾胃更虛，痰瘀鬱結，惡寒多嘔吐。後又有醫生用通聖散，非但不能祛痰除熱，反而讓脾胃更傷，中土下陷，熱入血中，病到這個程度，許公自詡為廢人一個了。到朱丹溪從羅知悌那兒學成歸來，許謙兩腳已經不能行走了。

朱丹溪這時用了「倒倉」之法，一舉治好了老師的病。

朱丹溪的具體做法：取一二十斤黃牛肉，用乾淨的流水煮到糜爛，等完全融到湯中，用布濾除渣滓，取淨汁，再入鍋中，小火熬製成琥珀色，每飲一盅，少時又飲，如此飲十盅。天氣寒冷的時候，湯要熬製得濃一些，趁熱喝下去。如果病在上部，病人就吐出來；病在下部，就排洩出去；病在中間，則是上吐下瀉。要把病人安排在一個通風的地方，等把腸胃裡的東西都吐乾淨後，病根也就消除了。

當病人把這些吐洩完之後，一定十分口渴，這時候，不能給他喝水，而是將他的尿液給他喝，這叫「輪迴酒」，喝了「輪迴酒」之後，病人將把腸胃中殘餘物吐瀉乾淨。

這些做完之後，病人一定十分饑餓，但是一定要等一兩天才能吃一些白粥，三四天之後，才可以加一些菜羹。在這個過程中，病人常有急悶之感，似痛非痛、欲吐未吐、欲洩未洩的感覺，這些都是病情出現好轉的跡象。半個月之後，病人就會精神煥發、通體爽泰，多年的病根就消除了。

朱丹溪運用倒倉法，治癒了老師的病。第二年，老師還得了一個兒子。

後來，有一個婦女腳氣非常嚴重，找了許多醫生，也不能治癒，朱丹溪採用倒倉法，為婦女除盡了腸胃中的積滯，腳氣也好了，身體更加健康了。

可以說，朱丹溪的「倒倉法」非常神奇。在今天的中醫學界，也有許多運用。

那麼，倒倉法為什麼這麼神奇呢？僅僅一味黃牛肉，就有這麼大的功效？

對此，朱丹溪的解釋：牛，屬土，黃牛，是土的顏色；脾，也屬土，脾是生化之源。在前面，我們講到了氣血，脾生氣，脾受損，則五臟六腑失去了生化運行的動能。黃牛肉健脾，脾健則清氣升，濁氣降，使五臟氣機重新運動起來。黃牛肉反覆熬製、過濾，湯汁能夠滲透到身體各個部位。讓它像洪水一樣，不斷推波助瀾，將身體內的污垢滌蕩乾淨。同時，牛肉性溫，是一味補品，可以補益虛損。倒倉法是汗、吐、洩三法的複合運用，而且有舒筋通血的功效，能夠讓元氣自然恢復。

新谷弘實博士說：「要健康，就要讓腸胃保持乾淨。」其實，朱丹溪的倒倉法並不是他的獨創，在印度，早已流傳這種方法了。

我們都知道，印度也是一個偉大的、深諳東方哲學的國度，它的許多理念，在世界上都是極為先進的。印度有一個古老的醫學流派——吠陀醫學，它和另一個醫學流派——悉達醫學，同是世界上最古老的醫學體系。

吠陀醫學最大的特點，就是先對病人淨身，即是用汗、吐、洩、砭幾種方法，將病人身體內外滌蕩乾淨。他們認為，只有人身體內外都乾乾淨淨了，用藥才會有效。而實際上，許多人身體內外滌蕩乾淨之後，沒有吃藥，身體已經康復了。中國的「藥王」孫思邈，很早就了解了吠陀醫學的思想，並大加推介。他說：「欲療諸疾，當先滌蕩五臟六腑，開通諸脈，破散邪氣，潤澤枯朽……」「藥王」的這句話的意思就是要治病，先將身體內外清理乾淨，打通經脈，將邪氣驅散，潤澤受傷的五臟六腑。

應該說，朱丹溪的「倒倉法」、吠陀醫學的思想，理應引起我們的深思。而對於《疾病是堵出來的》來說，我們正是看到由於現階段人們的飲食習慣，積存了太多不好的東西在體內，與其捨本逐末進行治療，不如先將我們身體內外清理乾淨，讓氣血在一個乾淨、無負擔的環境中生發、運行，這對自我調養將會有更大的好處。

今天，我們結合最新的生物科技，從天然珍貴的醫食通用的蔬果中提煉了活力酶，用來清理死細胞、淨化腸胃、淨化血液、淨化全身。許多人經過調養後，感覺身心通泰，重拾了久違的健康，對此非常感激。我想說，我們真正應該感激的，是朱丹溪這樣的醫學大師們，還有印度的吠陀醫學，他們的開創精神，給了我們寶貴的思路和智慧，讓我們可以選擇自然的方式，重新恢復身體的活力。

這裡要提醒讀者注意的是，朱丹溪所處的時代，人們大都多素少葷，很少吃宵夜，更少有人工合成的調味品，所以可以用「葷」的牛肉汁倒倉，而現代人多葷少素，繼續用葷牛肉汁倒倉，可能存在極大的風險。

# 3.脾胃乃身體之神

「五臟者，皆稟氣於胃，胃者，五臟之本也。」

——《黃帝內經》

## 一、五臟氣機

文前《黃帝內經》這句話的意思是，五臟的心、肝、肺、腎、脾的運化，都需要胃氣，胃，乃五臟的根本。朱丹溪認為脾胃屬土，土能生萬物，脾胃為人的生化之源，所以，顧護脾胃為治療一切疾病的根本。那麼，在講述脾胃之前，我們有必要了解一下五臟的運行。

中醫非常智慧地將每一個臟器和五行對應，這樣，我們理解五臟的運行就變得容易了。五臟和五行對應如下表：

| 臟器 | 五行 |
| --- | --- |
| 心臟 | 火 |
| 腎臟 | 水 |
| 肝臟 | 木 |
| 脾胃 | 土 |
| 肺 | 金 |

如果我們把五臟看成一個圓，就會發現心臟和腎臟剛好在上下兩端。朱丹溪說：「人之有生，心為火居上，腎為水居下，水能升而火有降，一升一降，無有窮已，故生意存焉。」心屬火，性熱，像太陽一樣溫暖，屬陽；腎屬水，性寒，屬陰，潤澤大地。我們了解五臟這個「圓」，就從心、腎這條「線」入手。

細心的朋友看完上面的分析，或許會有一個疑問：不對啊，不是說水火不容嗎？而且水往低處流，火往上面竄，按這個道理，應該是腎屬火，心屬水才對啊？

是的，從物理上說，的確水火不容，但是，人性不同於物性。正是水火在我們體內相生相剋，才讓我們的身體保持健康。因為有「火」，我們的體溫能到36.5℃，不會太寒；因為有「水」，我們的體溫維持在36.5℃，不會太高。

我們跳脫自己的身體向外看，大自然生生不息，是因為有了陽光雨露的作用。這種作用怎麼來的呢？太陽屬火，在上，它將陽光灑下來，溫暖大地，讓大自然煥發生機；大海屬水，在下，陽光照射下，水氣蒸騰，形成雨露，滋潤萬物。在中醫看來，大自然運行的規律跟人體是一樣的。

心火讓五臟沐浴在陽光下，腎水上揚，使脾得到溫暖，脾氣跟著上揚，將一些營養物質送到了肺臟，與吸入的精微物質結合，由肺協助向全身輸送。脾氣上升後，肝臟也得到了營養。土生木，肝臟屬木，木在陽光、雨露滋潤下，在肥沃的土壤裡長成參天大樹。中醫裡有一句話說「肝隨脾升，膽隨胃降」，意思是肝氣是隨著脾氣上升的，膽氣卻是隨著胃氣下降的，而且上升之氣從人體左邊，下降之氣從人體右邊。肺屬金，它扮演的角色，除了從外界吐納空氣、協助傳送營養物質外，還要帶著心火往下降。

上面這段話，我們用圖來表達，就一目了然了。

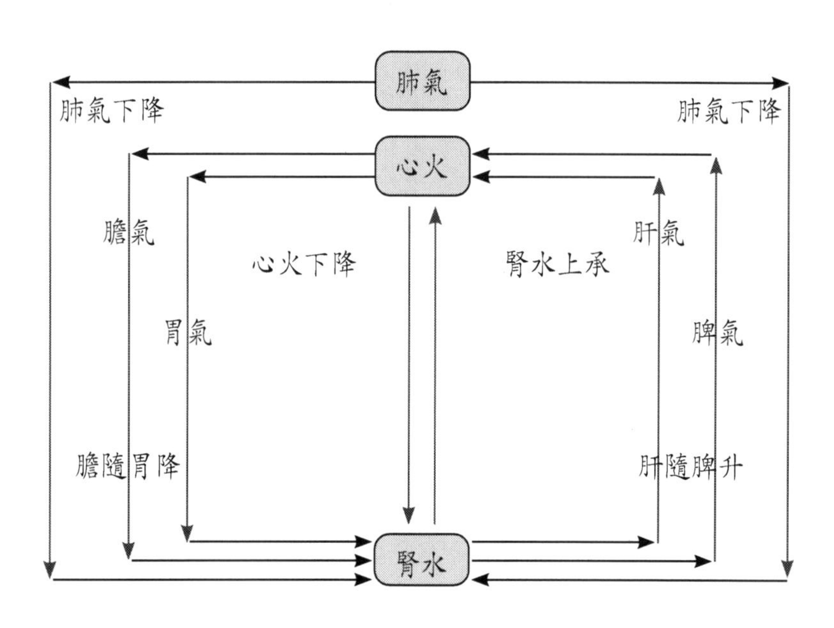


在前面章節，我們講到了陰陽、氣血，透過這個圖，可以更加直觀地看出氣機運行的規律。著名醫學家李中梓說：「人身之水火，即陰陽。」我們的五臟氣機不斷地做著圓周運動，如果某一個地方出現了問題，圓周運動就不順暢，身體就會出問題。

那麼，看著五臟氣機運行圖，我們做一個小小的測驗，加深對五臟氣機運行的理解。

**小測驗：**

有一個朋友突然得了病，十分口渴，上半身發熱，眼睛紅，口舌生瘡；但是，腳卻是冰涼的。從氣機運行的角度，你初步判斷是哪個臟器出了問題？

分析：從這位朋友的症狀來看，有可能是心火上升導致了口舌生瘡，眼睛發紅。而腳發涼發冷，或許是心火沒有向下，沒能給腳帶去溫度。綜合來看，這些症狀或許是心火不降反升造成的。在前面，我們已經談了肺氣讓心火轉變方向，向下溫暖腎水。這個醫案中，患者心火沒下降，說明肺部可能出現了問題。

當身體開始表現出寒、熱、燥、濕等各種症狀時，如果我們掌握了氣機運行機制，就能及時做些調整，避免疾病發生。這不就是自我調養想要達到的嗎？

生命在於運動，這句話不只告訴我們鍛鍊的重要性，對於五臟氣機來說，有條不紊地運動也是「生命」之所繫。

那麼，我們了解了五臟氣機運動規律後，一個根本性的問題產生了：誰為五臟氣機運動提供物質能量？這正是我們下一節要學習的內容。

## 二、脾胃乃生化之源

很多人都有這樣的經驗，當聽說一個人病了，第一反應是：他能吃飯嗎？這說明，在我們的潛意識中，知道脾胃的重要性。朱丹溪說：「若男子久病，氣口充於人迎者，有胃氣也，病雖重可治。」這句話的意思是：一個男子久病，只要人迎穴位有氣，證明這人還有胃氣，即使病重也能治療。

中醫還有一句話：「腎為先天之本，脾胃為後天生化之源。」先天之本的意思是，腎精的多寡跟遺傳有關。不過，上天是公平的，即使先天腎精少一些，也可以透過調理脾胃來彌補。我們常說，人要對自三十歲之後的面容負責，對身體同樣如此。三十歲後的身體，是由我們的飲食和生活習慣決定的，跟脾胃的健康與否有很大關係。

我們知道了五臟的氣機運行，那麼，脾胃在哪個位置呢？脾胃屬土，居於中樞位置，脾氣上升（清氣），胃氣往下（濁氣），一升一降，給五臟氣機運動提供了動力。而這種升降，又反過來促進胃的消化，讓我們胃口好。所以，這是一個互動的過程。相信大家都吃過酸辣粉，不知你想過沒有，在我們胃口不好時，吃上一碗酸辣粉，為什麼會讓我們開胃呢？原因在於酸的力量往下走，辣的力量往上升，一升一降，讓我們五臟的「圓」開始運動，氣機一動，胃口自然就開了。

我們知道，土生萬物，攝入的食物都得從土中來，胃就是五臟的「大地」，給臟腑提供生化之源。高明的醫生在治療疑難雜症的時候，常常從調脾胃入手，只要脾胃開始運作，身體便有了能量基礎，為後面的療癒提供了可能。我們還是從朱丹溪的一個醫案入手。

一個快六十歲的人，找朱丹溪看病，只見他身體強壯，但是神色蒼白，診斷後，朱丹溪認為病人是得了咳瘧。進一步打聽，才知道此人特別愛吃肥膩的食物。朱丹溪告訴他少行房事，多食清淡之物，然後用藥物調理，待體內的痰濁消減後，再出汗，就可以痊癒了。遺憾的是病人沒有聽朱丹溪的話，導致沒有治癒。病人又去找了另外的醫生，其他醫生用辛烈的藥物，使病人胃氣大傷，病情不僅沒有變好，反而更加嚴重了。朱丹溪再次接手後，首先就恢復病人的胃氣，待胃氣復元而汗出後，風邪就會自然解散。同時，當病人十分想進食的時候，朱丹溪告訴他先忍耐一段時間，用胃氣將痰濁消化。

我們看朱丹溪處理這個醫案，從關注胃氣的運行入手，幫病人氣機恢復正常運行，進而達到治病的目的。

中醫說：「存一分胃氣，便留一分生機。」人身體上有了毛病，會馬上從胃口上反映出來；反之，當一個病人開始大口吃飯的時候，證明他已經在康復了。

在古代，男子上門提親，丈母娘家會擺上一個大碗，看他飯量怎麼樣。在古人看來，飯量好，脾胃健，生發才有基礎，閨女嫁過去才不吃苦受累。

今天，對於自我調養來說，脾胃好了，運化有了基礎，五臟氣機健康運作，身體會自然去消化那些細枝末節的疾病。這方面，一位中醫名家經手過一個醫案，能給我們一些啟發：

一個二十多歲的男孩子，在中學就染上了一個毛病——手淫。後來，這男孩體力不好，稍微一運動就大汗不止、不停喘氣、沒有食欲；經常上熱下寒、口腔潰瘍、腰腿發冷；焦躁不安、脾氣不好、思想混亂；性欲強，但是功能不行……男孩子的症狀太多了，找了許多醫生診治，不僅不見好轉，反而越來越嚴重。

那些醫生們的思路，我們都能想到：男孩手淫過頻，肯定傷腎，腎氣不足，所以補腎。一大疊處方上都開著補腎藥。問題是，補腎會壯陽，導致虛火妄動。用這位名醫的話說，是男孩手淫過度，做亂了身體裡面的氣機，氣亂了，各種症狀才會出現。單純補腎，讓腎火更旺，更失去平衡，氣機亂上加亂。

經過仔細問診，這名醫生決定以調整男孩氣機、陰陽平衡為根本思路，調理脾胃為切入點。脾胃調理好了，氣機運行就有了動力，脾氣上，胃氣下，動力產生，帶動五臟氣機上下有規律地律動，給五臟提供豐富的營養物質；在此基礎上，開一味專門調理腎臟的藥就行了。

名醫這樣做了，結果是僅僅二十天，男孩的全部症狀都沒有了，手淫習慣也改了，現在成了一個陽光大男孩，對未來充滿信心。

在西安有一個叫麻瑞亭的老中醫，一輩子救人無數，甚至嚴重的血液病都被他治好了。他治病十分有特色：簡單，就那麼一板斧——調脾胃！不管什麼病人來，老先生只用一招：用一個叫「下氣湯」的方子調理脾胃，病不同，他就在這個方子上做點加減法。往往幾帖藥下去，脾胃調和，氣機升降有序，五臟的「圓」順暢運轉，病人的病情很快就好轉了。

## 三、調理脾胃

世界腸胃內視鏡領域首席權威新谷弘實寫到：「我在用內視鏡觀察許多患者的腸胃時，深刻地感受到這樣一個問題：如果將胃相和腸相調整好，就相當於在疾病到來之前，將身體不健康的狀態，調整到健康的軌道上來。」

透過前面的學習，我們明白了陰陽調和、氣機順暢則百病不生的道理，也了解了脾胃在這個過程中的基礎作用（注意：中醫講脾胃，西醫講腸胃，無論是脾胃和腸胃，講的都是消化和吸收，所以，調理的原則是一樣的）。那麼，我們如何調養脾胃呢？

### 1.平衡飲食

朱丹溪認為，顧護腸胃不能吃肥膩厚味，應該茹淡飲食；葛森療法創始人葛森先生，也提出了素食療法，頗有異曲同工之妙。作為世界腸胃病權威，新谷弘實的建議是什麼呢？他從牙齒與食物的種類和平衡的角度提出了看法：肉食動物的牙齒全是犬齒，植食動物沒有犬齒，只有門齒和臼齒。人類上下共有十對臼齒，四對門齒，兩對犬齒。臼齒用來吃糧食和豆類，門齒用來吃水果和蔬菜，犬齒用來吃肉類。我們攝入各種食物的時候，如果按照牙齒構造5:2:1的比例，就能很好地保持飲食的平衡。

其實，上述新谷弘實的認識是有局限性的。如果更進一步，我們將可以認識到，臼齒是咀嚼用的，任何進入口腔的固體食物都需要它，比如植物類的根、莖、花、果、葉；門齒是用來咬食物的，水果、堅果都需要咬；犬齒主要是撕裂食物。而從孩子牙齒長出和脫落的順序看，或許我們更應該明白：人們應當素食，且應以水果、蔬菜、堅果、雜粗食的順序優先食用。

白齒十對……糧食…………五（其實含蔬菜、水果、堅果）
門齒四對……蔬菜、水果（其實含堅果）……二　植物七
犬齒二對……肉（魚）…………一　動物一（其實不只是動物）
——摘自（日）新谷弘實《腸胃會說話》

那麼，上述植物與動物攝入比例7:1，真的有利於腸胃嗎？真的算是平衡飲食嗎？新谷弘實醫生作為世界腸胃內視鏡首席權威，他能直接「看見」腸胃的狀態。他說：「沒錯，從胃相和腸相上能夠反映出來，特別是能夠看到腸相的明顯改善。所以，我確信這就是最正確的飲食方法，值得推薦給大家，我已經用自己的眼睛，見證了這一方法的有效性。」

很顯然，以糧食和蔬果為主的健康飲食主張，跟葛森、坎貝爾、朱丹溪等醫學大師的主張是一致的。不過，最好是按照自然理念攝入糧食，多吃粗糧，而不是精加工的糧食。因為精加工後，糧食所含有的維生素、酶、礦物質和膳食纖維都會大量流失。並且

能生食的食物要多一些生食，因為身體需要生食中的酶。

有一次，日本前首相羽田孜到新谷弘實醫生那裡去檢查腸胃。新谷弘實做完檢查後，對首相說：「首相先生，你的腸相太好了，平時你都吃些什麼？」

「每天早上喝拌糙米粉的豆漿。」

「很好的做法，如果吃糙飯就更好了。盡量少吃肉，多吃蔬菜、水果等食品。」

於是，羽田孜首先去買了一個電鍋，開始和妻子一起吃加了豆類和芋類的糙飯，即使政務繁忙，他們每天都依舊感到精力特別充沛。

**2.良好的飲食習慣**

從中醫角度講，一粒米、一頓飯都值得珍惜和感恩，而很多朋友忽視了對食物的情感。吃飯的時候，不能專注，老想著別的事情，有的朋友狼吞虎嚥，食物沒有充分咀嚼就下到腸胃，這麼做對健康不好。

正確的做法是充分咀嚼，一口食物要咀嚼三十至五十次，將食物磨得細碎，唾液的分泌液更充分，這樣做才有利於食物和胃液、膽汁等消化液的充分融合，大大提高消化效率。充分咀嚼的時候，血糖會逐漸上升，抑制食欲，因此，不需要吃太多東西就會感覺很飽，減輕了胃的負擔。

睡覺之前不要吃東西或者喝飲料，睡覺與晚餐至少要相隔四至五個小時。因為睡覺休息的時候，如果胃不能得到良好的休息，長期下去，將損耗胃腸機能。從西醫上說，只有在胃排空的時候，才能分泌較強的胃酸，殺滅胃中的雜菌和幽門螺旋桿菌，維持胃腸菌群平衡。

吃飯不語也很重要。一些朋友喜歡在飯桌上談事情、敲合約。這種分心，容易導致食物不能得到充分咀嚼。另外，吃飯需要良好的氛圍和心情，愉悅、輕鬆的環境，對消化、吸收很有幫助，賭氣的人很難吃下飯。一些家長吃飯的時候喜歡教育孩子，讓孩子吃不下飯，或者不能很好地咀嚼食物，這些都不利於孩子腸胃的健康發育。《疾病是堵出來的》提倡「細嚼慢嚥心感恩，鍋碗瓢盆嘴無聲」；佛家提倡飯前五觀想，這些都是養生之法。

**2.胃腸怕寒涼的食物**

一些腸胃不太好的朋友，可能有這樣一種感覺：如果能夠抱著熱水煲，胃腸就會舒服一些。當腸胃出現問題的時候，要特別小心寒涼的食物。所謂寒涼的食物，指的是食物的屬性，不是冷熱，比如把海鮮加熱了，它的屬性還是寒涼的。

另外，吃生冷的、冰鎮的食物，會大大增加胃的負擔，因為胃要幫助你將這些寒冷的食物，加溫到身體的溫度。因此，保養腸胃，多吃一些溫和、性平的食物是最好的。

當然，這並非是絕對的，有些寒涼的食物，也有對身體獨特的營養價值，能幫助降溫降火。我們還是要根據身體現階段的需求，來辨證地調理。

### 4.適度鍛鍊

孩子長身體的時候，加強體育鍛鍊能夠運動腸胃，增進食欲，促進食物的消化、吸收。不過，也有例外，有的孩子體育鍛鍊後，反而不想吃飯了。這可能是因為孩子身體的血液較少，體育鍛鍊後，大量的血液供給了四肢，胃腸的血液供應相應減少，胃腸功能下降，所以不想吃飯。這種情況，家長就要減少孩子的運動量，先給孩子補充營養，多吃細、軟、爛的食物，幫助消化、吸收，等孩子血液充足後，再加強鍛鍊。鍛鍊或勞累後，靜坐片刻，讓血液回流腸胃，產生饑餓感和食欲後，才慢慢進食。對於成人來說，同樣如此。

# 4.「火」「風」與健康

火內陰而外陽，主乎動者也，故凡動皆屬火。

——朱丹溪

## 一、「相火論」

我們已經知道陰陽平衡、氣機協調便「百病不生」的道理。不過，現實是打破這種平衡協調的內在的、外在的因素很多，我們對此有所了解和防範，對維護陰陽平衡、氣機協調很有幫助。

我們經常說：「我上火了」、「我著涼了」、「我中暑了」。那麼，什麼叫火？什麼叫涼？什麼是暑？我們看不見、摸不著，但它的的確確以能量的形式存在著。這種能量影響著我們的身體，中醫將它們稱為「虛邪」，因為看不見、摸不著，所以叫

「虛」。中醫總結了影響人體的六種外在「虛邪」：風、寒、暑、濕、燥、火，稱為「六淫」。

朱丹溪結合前人的研究成果，研究了「虛邪」，開創性地提出了「相火論」。

我們在前面了解了五臟氣機運行、相生相剋的規律，五臟有金木水火土之屬。在這五行中，唯有「火」有兩個屬性，一個是君火，一個是相火。君火為心，主靜，但容易為物所感而動，我們常說「讓人心動」就是這個意思。而相火分布於人體各個器官，比如肝、腎、脾、肺，等等。「人非此火，不能有生」，說明相火非常重要，是我們身體健康重要的基礎，是生命的動力泉源，可以保證人的肌體不斷發展健壯，而相火活動的物質基礎是人體內的陰精。但是，相火妄動過了頭，將大量損耗體內的陰精，就會傷到元氣，成為「元氣之賊」。傷了元氣，等於傷了根本，後果就會很嚴重。

那麼，相火為什麼會妄動呢？

在朱丹溪看來，是因為君火動了，相火跟著動。而君火是非常容易動的，「心」對外界聲色的感知非常敏感。當人「心動」不已的時候，君火已動，相火開始跟著妄動。就以心火和腎水為例，當君火不妄動，腎所藏的相火就會待在原地，給生命提供動力。但是，君火妄動，腎中相火跟著妄動，直接後果是導致腎精的流失。

如何讓相火動而不妄呢？

那就是不要輕易地「心動」，相火就能接受心的命令，老老實實待在原地，便不會耗損陰精。也就是說，在朱丹溪看來，節制欲望、清心寡欲是預防相火妄動、防止氣機混亂的方法。如果一個人相火已經妄動了，就得降火補腎水，讓氣機運動重新恢復，五臟之「氣」重新開始「圓周運動」。

當然，後世有醫學家對「相火論」提出了不同的看法，不過，這不是本文討論的重點。關鍵是，我們從朱丹溪的「相火論」裡，讀出了這樣的資訊：過有節制的生活，不要放任自己的「心」，不要隨便胡亂地「心動」，對調養健康十分重要。佛家的禪修、持戒，恰恰是對人們息火的呼喚。

## 二、「虛邪賊風，避之有時」

風，是再常見不過的了。我們想一想，在什麼情況下會起風呢？對，在冷熱不均的情況下，冷熱之間的流動形成了風。

中醫稱風為「百病之長」。風是導致人體患病的主要因素，在前面我們已經介紹了六淫——風、寒、暑、濕、燥、火，風在第一位。主要原因是風在其他五淫侵犯身體的時候，起先導作用。當身體臟器與臟器之間、臟器與經絡之間、經絡與經絡之間，出現冷熱不均的時候，寒、濕、燥、熱就會在風的引導下進入我們身體，導致身體出現各種不適。

在中醫名家中，朱丹溪對風類疾病的治療是最傑出的。他將風疾分成了許多類，比如中風、暑風、傷風、頭風、痛風、腸風、喉纏風等，對每一種不同的風症，他都採用了不同的治療方法，取得了非常好的效果。

我們先看朱丹溪的一個醫案：

有一個少年，夏天來臨的時候，有一次因為惱羞成怒，人昏過去，手抽搐，十分癲狂，停止一會兒，又接著發作。發作的時候，面色紫黑，睾丸能動。看上去十分危急，找到了朱丹溪。經過診治，朱丹溪認為少年的病，主要是因為體內原本就有濕熱，再加上情致過極、激動肝風，發為狂躁。最後，朱丹溪開了補脾胃的藥，將少年的脾胃補好後，再開了清洩心肝火邪的藥，經過了半個月，少年的病就痊癒了。

朱丹溪治療風症的醫案很多，為後世留下了許多寶貴的方法。比如：「中風治痰，暑風用吐，傷風發散。」得了風病治療很重要，不過更重要的是，我們如何不要得風病，如何能夠避免「風」的侵襲。在這方面，朱丹溪的思路和《皇帝內經》一脈相承，那就是「虛邪賊風，避之有時」。

在講「虛邪賊風，避之有時」的時候，我們的思維回到遠古時代，那個時候的人們，為什麼要「搬家」，要將房子建在乾燥的地方？因為他們懂得一個簡單樸素的道理：順應自然，避開虛邪賊風。

在前文，我們講了虛邪的含義，六淫都屬於虛邪。那麼，為什麼要在風前面加上一個「賊」字呢？賊，偷偷摸摸，不那麼正大光明，我們要防的就是這樣的風。春風拂面，春風又綠江南岸，吹面不寒楊柳風，這樣「正大光明」的風，讓我們身心愉悅，對身體一般沒有傷害。

賊風，要傷害我們，有一個條件。就好像並不是有小偷存在，就意味著我們一定要丟失東西一樣，只要我們警惕性高，小偷也就沒有可乘之機了。所以，這個條件就是我們的警惕性低了，給了「賊風」機會。我們身體中有一股「衛氣」，是保護我們身體的一種能量。在晚上，衛氣就會收縮回去，這就是為什麼即使在夏天，我們也需要蓋上被子，就是為了保護這股氣。可是，有人蹬被子，第二天感冒了，流鼻涕，甚至發燒，這就是「賊風」侵入了身體。

有些開車的人習慣把車窗開一個小縫，長期下來，他往往會發現有些偏頭痛，這就是從車窗進來的「賊風」引起的。夏天，炒菜的時候，大汗淋漓，火燒著，發現冰箱裡的食材還沒有取出，打開冰箱，一下子，賊風就進到了身體裡；晚上睡覺，有些人喜歡開著窗戶，從窗戶進來的就是典型的「賊風」。

如果不注意，長期受到「賊風」的侵襲，會給身體帶來很嚴重的後果。首先，容易造成經絡不通；其次，造成陽氣虛；再次，可能造成中風，因為陽氣虛，沒有氣力促進血液循環。「氣為血之帥，氣行則血行，血遇寒則凝」，血液就會在血管比較細的地方，或者一些節點上堵塞，如果形成腦血栓，就會導致中風。

要想不被賊風侵襲，保持身體健康，第一要做到避開賊風，第二要做到「有時」。「有時」，指的就是我們最容易鬆懈的時候。比如睡午覺，一些老年人喜歡開著電風扇，醒來發現半邊身子動不了。

從上面可以看出，因為我們在生活細節上的不注意，導致了「賊風」的入侵，賊風長期停留在身體裡，不僅會形成各種風病，還會引起五臟的其他疾病。

# 5. 水是最好的藥

「天一生水，地六成之。」
——《易經》

## 二、認識水

暢銷書《水知道答案》中，江本勝博士告訴我們，人體70%都是由水構成的；人類受精卵的99%是水；出生後，水占人體的90%……地球之所以有生命體廣泛存在，很大一部分原因是「水」的存在。所以，水的意義太重要了，身體裡水的品質=身體的品質，我們想要調養好身體，不得不認識水。

其實，中國古人對水已經有了非常高的認知。舉一個例子：

有一次，王安石犯了胃病。胃在身體中按照上消、中消、下消的範圍劃分，屬於中消（胃居於五臟之中樞）。他對傳統文化非常精通，也了解中醫治病的原理，更了解水。他認為要治好中消胃病，最好用長江三峽中段的水煎藥。很巧，蘇東坡這時候要去三峽遊玩，王安石就囑咐東坡先生，無論如何舀一瓢三峽中段的水回來給老夫煎藥。蘇東坡答應了。

哪知蘇東坡是一個玩興很濃的人，經過三峽時，他只顧著看風景、想詩詞，把王安石交代的事情給忘了。等他猛然想起，船已經在三峽下段了。蘇東坡一尋思，得了，就在這裡舀一瓢水吧，反正都是長江水，想必王安石也發現不了。就這樣，蘇東坡將三峽下段的水給王安石捎回去了。王安石打開罈子裡的水，聞了聞，疑惑地問道：「這是三峽下段的水吧，對我治胃病沒有幫助！」蘇東坡當場就被震撼了，沒想到王安石對水的研究如此透徹。

《本草綱目》用了整整一卷講水，光是水的分類就多達幾十種，就是同樣一種水，也有不同的意涵。比如同為露水，夏天的露水有祛病的作用；秋天的露水則容易給人帶來寒氣，讓人染上疾病。

朱丹溪尤其注意水的運用，重視水的作用。在前面我們講到的「倒倉法」裡，他對水的選擇是非常講究的，特別選擇了流動的、富含礦物質的山泉水來熬煮、過濾黃牛肉。在其他醫案中，朱丹溪對煎藥的水也有很高的、甚至特殊的要求。可以說，著名的中醫幾乎都是運用水的聖手。

在《疾病是堵出來的》課堂上，我們有一個健康公式，說明了水的重要性：

空氣＋水＋食物 —溫度／催化劑→ 軀體＋消耗＋垃圾

從這個公式中，我們看到水的重要性是僅次於空氣的。我們可以在相當長時間裡不吃食物，但不能七天時間不攝入水分，更不能兩分鐘不吸入空氣。

《疾病是堵出來的》裡寫道：「所有液體食物進入到人的身體裡，分子越小就越容易吸收。所有的水，都有流動的渴望，都不喜歡被封閉著不動。試想一下，高山流水、泉水及一切與自然界和諧相處的水，與自來水所包含的能量會相同嗎？換個角度來說，一個常年飲用泉水的人，和一個一生飲用自來水的人，他們的身體狀況會不會有所不同呢？」

在上古時期，《易經》寫到：「天一生水，地六成之。」這句話的意思是，天最重要的作用是生水，「地六成之」，從生命之水的角度來理解，就是六個小分子團在一起的水是最好的、對身體最有用的水，六等邊形的水看上去也是最美麗的。現代科學研究發現，最能被人體吸收、對身體發揮最好作用的，就是這樣的水。

所以，若能讓身體吸收這樣的水，則是最好的。

二〇〇三年的諾貝爾化學獎，頒給了美國科學家皮特・阿格雷，獎勵他發現了細胞膜水通道，即細胞膜上有一個二奈米的水通道，僅僅能讓小分子水進入細胞內，參與生命活動。而在中國巴馬，這個世界最長壽的地方，發現當地許多泉水，是世界上僅存的小分子團六環水，直徑僅為0.5奈米，能迅速融合營養物質滲透到細胞中，參與生命活動。由此我們不難得知，長壽除了飲食、作息之外，水也是一個關鍵因素，中國人常說一方水土養育一方人，也有這個道理。《疾病是堵出來的》推薦的酶飲品，正是突破性地運用了單細胞菌種，將水果中的水及營養物質奈米化，使之獲得了驚人的效果。

我們生活中的大分子水太多了，換言之，不能被細胞吸收的水分子太多。比如某些品質不太好的茶、飲料等。古人喝茶特別強調「水」，今天我們看到很多所謂的「茶道」，放一桶自來水在旁邊，很難喝出古人的韻味和情緻來。要喝上好的茶，必須配上好的水，這裡所謂上好的水，很大程度上是指能被細胞吸收的小分子水。

有些朋友說，我天天喝水，這樣對身體一定很好吧？答案是不一定，最關鍵的是喝進去的水能被細胞吸收多少。

如果過多的水沒有被細胞吸收，或者因為分子大，過不了細胞膜上的水通道，這些東西就會遊弋在細胞外面，跟體內的雜質垃圾混在一起。水是渴望流動的，「滴水穿石」「浪遏飛舟」，水的能量和存在價值，就在於它的流動性。現在它不能流動了，想像一下，一個塞滿了垃圾的堰塞湖，時間長了，必然會變質，會產生病變。所以，我們常常看到一些人整天提著大茶壺，壺裡裝著濃茶，一杯茶三分之二是茶葉，結果這人往往黑黑瘦瘦的；一些愛吃零食、愛喝碳酸飲料的孩子，變得消瘦，根源就在於他們攝入了不少水，但是，卻沒能被細胞吸收，細胞依舊處於缺水的狀態。

不可思議的是，水分子對情緒是有感知能力的。江本勝博士在《水知道答案》一書中，列舉了許多不同情緒下，水分子呈現出的形態。當在愉悅的環境中，水分子呈現漂亮規則的多邊形；當水分子被憂鬱、負面、消極的情緒包圍時，呈現出混沌、不規則、難看的形狀。由此我們知道，如果我們被負面情緒包圍，被過去糟糕的記憶片段左右，我們身體中的水分子，呈現出的狀態讓人堪憂，對健康自然沒有助益。

我們了解了細胞膜上的水通道，認識到了只有水分子到細胞中去，才能發揮最大的作用，更懂得了水的品質決定了生命品質的道理，同時，還了解了水分子對情緒是有感知能力的。那麼，我們在生活中，要怎樣飲水才健康呢？要怎樣科學地看待水，讓水最大程度地「幫助」我們健康呢？

## 二、水是最好的藥

在美國，有一個婦女，長期頭痛，睡不著覺，花了幾百美元做X光等各種檢查，也沒有查出問題來。長期睡不著覺的折磨，讓她想到了自殺。就在危急時刻，她了解到了一個很重要的觀念：水是最好的藥。這個觀念的提出者，是美國著名醫學家巴克曼博士，他認為許多病看上去是病，其實是一種缺水症。

這位女士接受了巴克曼博士的建議，戒掉了最愛的橙汁、咖啡、碳酸飲料，改喝乾淨、簡單的小分子水，沒過多久，婦女的頭痛病就徹底好了。據說，巴克曼博士用「水」成功治癒了三千多位患者，各種病症都有。巴克曼博士根據臨床經驗和研究成果寫成的書，《水是最好的藥》，被翻譯成了十六個國家的語言，只是在美國就被再版了三十五次，影響之大可想而知。（注意：該書也有其局限性，不能迷信。）

回到上面這位女士的問題，她認為自己平時攝入的這些飲料都是水呀，身體怎麼還會缺水呢？在前一小節，我們已經涉足了這個問題。其實，茶、咖啡、飲料的確有一定的養分，但是某些飲料中所謂的「水」，一是因為分子大，不容易穿過細胞膜水通道，二是它們本身帶有脫水因數，表面解渴了，其實是將細胞內的水分子給吸附出來。所以，我們可能有種感覺：飲料越喝越渴。

有些人批評人的時候常說：你腦子是不是進水了？按照阿格雷博士的觀點來講，腦子的確應該進「水」。發現細胞膜水通道的阿格雷博士，同時發現了大腦對水的消耗比身體還大，這一發現顛覆了很多人的想像。因此，就不難理解這位美國婦女為什麼頭痛了，是因為腦子補「水」太少。所以，我們感冒頭痛的時候，醫生叮囑多喝水，也有這方面原因。

巴克曼博士憂心地說，我們很多人對水不了解，生病之後，不問青紅皂白吃很多藥，是藥三分毒（現代的藥不只三分毒），對身體其他器官造成損害。其實，很多人的病症，是因為細胞缺水造成的，相當一部分人到離開世界的時候，都不知道自己是「渴死」的。

隨著年齡成長，細胞內的水分子逐漸變少。在年輕健康的時候，細胞內外水分子的比例為1:1，上了年紀之後，這種比例變為0.8:1，雖然只有0.2的差別，但是影響非常大，最大的影響是，老年人對渴的感知能力下降了。有時候，他們的口都乾了，嘴唇都乾裂了，卻感覺不到渴，身體長期缺水嚴重，最後埋下了生病的種子。

世界腸胃內視鏡權威新谷弘實醫生透過觀察、研究腸相胃相，得出了水為百藥之長的結論。新谷弘實醫生說：「為什麼要飲用這麼多水？因為身體各處的細胞，時刻需要新鮮的水，就像花草一樣，要用新鮮的水，盡可能將體內的廢棄物和毒素排出體外。流動的河水清澈，而不流動的河水污濁，往往還會成為細菌和蟲子安家的地方。所以，我們體內的河水，也要時常保持清潔和流動的狀態。」

「飲水規律的人，一般胃腸都會非常濕潤而乾淨……飲水不僅能夠使皮膚看起來滋潤，也會讓腸道中水分充足，對於保持良好的胃腸功能，具有非常重要的作用。」

那麼，我們要怎樣喝水才是最健康、對身體最好的呢？新谷弘實博士曾給出了以下建議：

這樣喝水對身體比較好：（葷食過多者、熟食過多者）

1.每天喝六至八杯乾淨、優質的水。
2.飯前半個小時喝水，飯後兩個半小時再喝等量的水。
3.清晨起床後喝一杯水，晚上睡覺前喝一杯水，舌頭上最好放一點鹽。鹽與水相遇，改變了大腦的放電率，可以使人更好地睡眠。
4.洗澡前喝一杯水。

但是，值得商榷的是，新谷弘實忽略了一點，沒有過度勞作的人缺水，是因為吃了含小分子水太少的熟食、葷食，和添加了非天然食物（包括鹽）的結果。試想一個沒有水杯，一絲不掛的森林中的野人，一天有條件和必要喝六至八杯水嗎？或許，多以水果、蔬菜為食就不缺水。《疾病是堵出來的》課堂上說，人們害怕生鮮蔬果，是人們對寒涼、糖分、酶、好轉反應等缺乏正知正見正解。

# 6. 溫度決定健康

「陽氣者，若天與日，失其所，則折壽而不彰。」

——《黃帝內經》

## 一、認識溫度

中醫診病說到底是跟溫度打交道。風、寒、熱、暑、濕、燥，哪一樣跟溫度無關？中醫認為要治好病，關鍵在於兩條：氣血充足和經絡暢通。中醫裡的「氣」，其實就是「溫度」。在前面我們談到了陰陽調合、氣血充盈對健康的決定意義。氣在這中間扮演的角色就是：推動血液、津液的生成和運行，以及維持臟器組織的各種生理活動。這跟溫度的作用有異曲同工之妙。

有一位中醫打了這樣一個比方。我們注意飲食健康，就好像給玉米苗施肥澆水，這是玉米營養的來源、生長的基礎；我們注重體育鍛鍊、活絡筋骨，促進新陳代謝，彷彿是給玉米苗鬆土，促進營養物質的消化吸收，保證體內各種管道的暢通，讓體內的各種廢棄物排出體外。這一切都做好了，是不是一定就會豐收？回到我們身體上來，擁有了充足的養分和良好的新陳代謝，是不是就一定會長壽？答案是不一定。還有一個關鍵性的因素，影響著玉米的成熟和人的健康，那就是溫度。試想，玉米生長所有條件都具備了，就是溫度很低，它能長成嗎？不能。人也是大自然的一份子，沒有溫度的保駕護航，我們很難獲得健康。

我們先看朱丹溪的兩個醫案，來了解溫度對人體的影響。

有一個人，三十四歲，突然發了一種病，渾身燥熱，好像有無數根芒刺在扎一樣。朱丹溪前去診治，認為是陰虛內傷感染了風寒造成的，給他開了四物湯再配上補血益氣的方子，同時，還加上滋陰涼血、活絡止疼的藥物，幾帖藥下去後，這位男子便康復了。

另外一個人，有一天突然發熱，而且跟一般的發熱很不一樣，他「發熱如火」，頭髮好像著了火一樣，同時口乾異常。朱丹溪認為這是風邪陷於陰血之域，閉鬱不得出，因而發熱如火。於是，他用了小柴胡湯透熱提邪，然後開了其他藥物調理，最後成功地治癒了風寒病。

這兩個醫案中所表現出來的熱，都是由於風寒、由溫度引發的。我們看到朱丹溪在處理這種疾病的時候，深入挖掘了「熱」背後的原因。他發現患者表面上是「熱」，實際上是由於「寒」，溫度過低造成的。正所謂「熱極生寒，寒極生熱」。

今天，我們做自我調養，要充分考慮溫度對健康的影響。就像「中醫」這個詞，最重要的是「中」字，意味著取法「中」，不過度。對溫度也如此，溫度高和低都不好，身體需要的是一個適中、合適的溫度。

那麼，合理的溫度，對健康作用主要表現在哪些地方呢？

較適宜的溫度，能夠加快體內的生化反應過程，提高腸胃消化、吸收等功能。

我們都知道熱脹冷縮的道理，當溫度過低，血管收縮，血液流通不順暢。比如在冬天，由於寒冷，導致許多老年人的血管收縮，血液流通不暢，造成血壓升高。所以，維持正常的溫度，對血液循環、氣血充盈有很大的幫助。

溫度決定了物質的形態，如果體內溫度過低，就會造成吃進去的脂肪、油脂慢慢凝固，影響消化吸收。而溫度直接影響體內生化反應的速度，以及身體裡的「工人」——酶的活性。

今天，我們對溫度高很敏感，比如發燒，我們一下子就能了解。對體溫低的感知卻不明顯，而人的正常基礎體溫過低，是非常危險的，必需要有所警覺。

日本著名的健康專家石原結實，首次用溫度科學準確地量化健康，並寫成了《病從寒中來》一書。石原在書中寫道：五十年前，兒童的平均體溫在37℃左右，成人的平均體溫在36.5℃至36.8℃。近五十年來，因為自然環境和生活條件的巨大變化，人們的平均體溫降低了1℃。而人體體溫降低1℃，免疫力將下降30％。已開發國家如德國，已經透過對體溫的檢測，用來檢查癌症病患者的免疫狀態。人的體溫可以100％反應人的免疫狀態：

**各個體溫下的健康狀態**

36.5℃：健康，免疫力旺盛。

36.0℃：發冷而增加產熱。

35.5℃：長時間處於此體溫段，會引發排尿功能低下、自主神經失調等現象；免疫反應異常。

35.0℃：這是最有利於癌細胞增殖的溫度。

引自（韓國）黃聖周《治癒癌症的希望法則》

我們了解了體溫跟免疫狀態的關係，很顯然，對於健康來說，36.5℃是一個分水嶺，我們要將體溫維持在36.5℃之上，這對健康十分有利。那麼，要怎樣做才能讓我們的身體不受「寒」，保持住體溫呢？

## 二、氣溫、食溫與體溫

在前一小節，我們認識到了溫度與健康息息相關，其實，我們每時每刻都在處理跟溫度的關係。那麼，我們要怎樣做，才能將身體的溫度調節到最合適、對健康最有利的幅度？

記得小時候，炎熱的夏季，我們常跑到河裡去游泳。有一次，我大汗淋漓地跑到河邊，因為實在太熱，我急不可耐地「撲通」一下子跳到了冰冷的河裡。結果，還沒有開始划水，我就發現腿抽筋了，在水裡動彈不了，情況十分緊急。後來，多虧堂哥救了我。

這件事給我的印象十分深刻，後來我才明白，這是溫度變化發生了作用。當跳入冰冷水中的一瞬間，溫差太大，導致了肌肉不斷收縮進行自我保護。所以，有游泳經驗的人，無論多麼熱，在下水之前，都會用水擦擦身子，讓身體適應水的溫度。

春天，有許多人感冒，尤其是「倒春寒」的時候，溫度在短時間內急劇下降，導致我們身體很不適應。有的朋友在冬天去冰天雪地的地方，如果不穿上足夠的防寒衣服，一陣寒風刮來，渾身便會起雞皮疙瘩。這背後的原理，是身體有一種自我保護機制，當溫度急劇下降，身體為了保護生命運作所必須的溫度，它就會用收縮肌肉、收縮血管來抵禦寒冷，保持溫度；同樣，當一個人遭遇突然的高溫，比如機車修理工鑽進機車裡面，在四五十度的環境裡面工作，進去之後不到一分鐘，汗水就濕透了整個身子，這也是身體在自我保護，透過排汗來降低溫度，維持身體正常的體溫。

不過，值得注意的是，身體啟動自身防禦機制是有代價的，它將消耗大量的能量，甚至會造成身體機能的損傷。這種防禦機制是身體「非常時期」的運作機制，我們不能讓身體總是處於「非常時期」，那會讓身體承受不了，導致身體機能不能正常工作。就像我曾在《疾病是堵出來的》課堂上講到的：「溫度變化速度越快，人的抵抗力就越弱；溫度變化速度越快，人就越容易生病。」

因此，我們要主動愛惜身體，為身體這個最好的「夥伴」減負。有寒流，我們就多穿一兩件衣服；相反，「講風度不講溫度」，會在不經意中落下病根，吃虧的是自己。進入很炎熱的環境，我們也要小心。

對於氣溫和體溫的關係，我們還是要回歸朱丹溪所說的陰陽調合、氣血通暢。無論什麼樣的氣溫，我們的目標是要保持36.5℃——最佳的體溫，以這樣的結果為導向，相信大家都能做出明智的選擇。

《黃帝內經》有這樣一句話：「陽氣者，若天與日，失其所，則折壽而不彰。」這句話的意思是，陽氣就像是天上的太陽，給大地萬物提供陽光，如果沒有陽光，萬物就不得生長，各種生命也就失去了能量，生命也就會停止。

陽光是溫度的提供者。從自然界轉到我們自身，身體是不是也需要一個「太陽」為它提供溫度？

當然。

在我們身體中，腎氣就被稱為身體之陽，它是身體的太陽。小孩子被稱為純陽之體，因為他們腎氣很足，身體裡充滿了明媚的陽光。剛出生的小孩，總是握著他的小拳頭，給人留下要在世界大展拳腳的美好印象。相對的，我們常聽到一句話：「撒手而去」、「撒手人寰」，這是因為人快去逝的時候，氣已經散了，身體中的「太陽」落山了，所以「撒手」……

朱丹溪透過「相火論」，告訴大家要清心節欲，滋陰，保護腎精，維護腎陽。腎陽足，才能維持人體正常的溫度。今天，一些朋友常常感覺手腳很涼，這是腎陽不足的表現。腎陽不足，體內溫度低，血液運行動力不足，運行速度緩慢，供血就會有所不足，這樣會影響整個臟器的工作。如果腎陽長期不足，就像一個地方長期處於陰天，陰雨連綿，東西就會發黴。身體也是同理，如果腎氣還是得不到及時補充，體內始終不見陽光明媚，各種慢性病就會發生，從量變到質變，最終發展為腫瘤。這也驗證了統計學上所說的：當體溫低於一定程度，慢性病、癌症發病機率大幅增加。

經過上面的分析，大家應該明白了，要保持身體正常體溫，關鍵在我們身體中的太陽——腎。

在前面講〈脾胃是身體之神〉的時候強調過，脾胃在五臟六腑中居於樞紐地位。要保養腎，讓身體之陽永遠陽光明媚，關鍵在給腎補充燃料、補充營養。這就又回到脾胃上了，因為脾胃給腎提供營養和燃料。我們進一步往前推理，可以看到，影響脾胃的諸多條件中，我們人為能夠掌控的就是飲食。換言之，我們可以用這個公式來表示：飲食↓脾胃↓腎↓溫度。這個鏈條告訴我們：可以透過調整飲食來掌控我們的體溫，進而呵護健康。

要怎樣吃更養腎，讓腎更好地維持體溫？

我們看朱丹溪治療頑疾的時候，常常用洩瀉之法，瀉肝火，瀉心火，瀉痰，瀉胃火……但從沒有聽過「瀉」用在腎上，這是腎跟其他臟器不一樣的地方。腎永遠只有「補」，沒有「瀉」。在中醫裡面，怎麼補？溫熱是補；怎麼瀉？寒涼是瀉。所以，腎是最怕寒涼之物的。

現在，我們常常吃到反季節的蔬菜、水果。大冬天，外面天寒地凍，本就應該保溫禦寒，顧護腎臟，這時候，反季節蔬菜來了，夏季用於清熱、解暑、降溫的食物上了桌。最需要儲存熱量的時候，我們給腎降溫，給身體降溫。長期下去，不利於養腎，腎功能不強大，「陽光」不明媚，我們身體的溫度很難保持，健康也就沒有了保障。

夏季，我們皮膚的毛孔隨著溫度升高而張開，不斷地散熱。這時候，我們大量地攝入冰鎮飲料、食物，一方面讓體內的血液循環變慢，另一方面，對脾胃，進而對腎臟運作都會產生不利的影響。現在家家都有空調，炎炎夏日，本該是排出體內垃圾的時節，我們卻躲在空調下，長期下去，就會得所謂的「空調病」：體內的寒濕加重，基礎體溫也會慢慢下降。

所以，保養腎氣，讓體溫維持正常，我們要避免過多攝入寒涼的食物。同時，盡可能地遵循自然規律，按照自然規律衣、食、住、行。

最後，一定要奉勸大家一句：早睡勝過一切，早睡養腎、養心、養身、養生！

# 7. 朱丹溪與婦幼保健

凡有病婦，當先問娠，不可倉卒矣。

——張子和

## 一、女性保健

在臨床實踐中，朱丹溪非常重視婦科疾病的治療。他將婦科疾病分成了四大類：經血、白帶、不孕、懷胎分娩。在四大類的基礎上，又形成了十六門小的分類。他對婦科疾病的研究成果，見於《格致餘論》的《難產論》、《胎自墮論》、《乳硬論》、《受胎論》、《經水或紫或黑論》等文章中。

朱丹溪認為，很多婦科病都和月經失調有關，所以，他把月經失調放在婦科病的首位，並且對其仔細研究。同時，本節開頭張子和先生那句話，意思也就是說，治療婦科病，首先要問問妊娠情況，問問月經的情況，不能倉促。我們先從朱丹溪的兩個醫案看起。

有一個婦女四十多歲，平時就月經不調，月經來的時候腹部非常疼痛。月經過後三四天時間，還是淋漓不止。這位婦女經常感覺到口渴，面色蠟黃，渾身倦怠無力。最後找到朱丹溪，前後用了八帖行氣補血的藥，症狀就消失了。

另一個婦女才二十多歲，體型肥胖，胃中有「痰」，不想吃飯。有時勉強喝一碗稀粥，不過，剛喝下去，馬上就會吐酸水半碗，吐完之後，就會臥床不起，更不妙的是，這婦女月經不通已經三個月了。朱丹溪診脈之後，認為婦女月經不通可能跟生氣有關，一問家人，果然是怒火攻心的時候，暴飲暴食引起的。朱丹溪給開了行氣宣洩的藥物。四十天後，各種症狀消失，身體恢復。

朱丹溪經過臨床反覆驗證，發現可以根據月經的狀態，判斷女性身體狀況。舉例如下表：

| 月經表現 | 身體症狀 |
| --- | --- |
| 月經過期而疼 | 虛中有熱 |
| 月經過期，血呈紫黑色並有塊 | 血熱 |
| 月經過期，血色淡 | 痰多 |
| 時間正常，血色紫而成塊 | 血熱 |
| 行經提前 | 痰多血虛有熱 |
| 閉經 | 血枯 |

可以說，月經是女性健康的晴雨錶。朱丹溪總結了月經不調背後的症狀，對女性朋友做調養，會帶來更多更好的思考。我們在進一步了解女性調養之前，再看一個朱丹溪的醫案，對全面認識女性調養更有說明。

有一個四十歲的婦女懷孕後，不幸患了轉胞症。轉胞是婦女在懷孕期間的一種病症，如果治療不當，可能會導致母子性命不保。這名婦女患了轉胞症後，三天都不能小便，雙腳開始腫脹，面容十分憔悴，情況十分危急。朱丹溪診脈後認為，這是孕婦本身體質弱，加上情緒不好，過度進食，攝入過多的大魚大肉，使得本身就有些弱的胎兒無法承受而下墜，壓迫到了膀胱。「氣急為其所閉，所以水竅不能出也。」就是說，孕婦體內氣的運行過於急躁，使得受到壓迫的膀胱不能排洩了。

在這個醫案中，朱丹溪依舊開了補氣養血的藥，他認為，血氣一正，繫胎自舉。即是說，只要氣血運行正常了，胎兒自己就有力量回到原位去。同時，補氣養血的藥，也可防止孕婦產後虛弱。果然，這位四十歲的高齡產婦，不僅治好了轉胞症，而且分娩後母子平安，沒有任何疾病。

我們就不一一列舉朱丹溪在婦科方面的醫案了。從這些醫案中，不難看出，無論多麼複雜的疾病，朱丹溪治病始終秉持了陰陽平衡、氣血調和的原則。那麼，女性朋友們能從朱丹溪的醫案中，得到什麼啟發呢？

在調養方面，女性有其獨特性，古人認為女性體內的陰陽能量變化，跟月亮的盈虧有關。從陰陽角度看，男人屬陽，女人屬陰；男人屬太陽，女人屬月亮。月亮每一個月都有一次盈虧，女性每個月都有一次月經。

一個月中，月亮會經歷新月、峨眉月、玄月、殘月、滿月和凸月幾個階段，女性體內的能量，也會在一個生理週期內不斷變化。如果我們按月亮變化階段，來劃分女性生理週期的變化太繁瑣。有一些名醫將女性一個生理週期劃分為三個階段，每一個階段進行不同的調理，這樣對自我調養頗有幫助。

**第一階段：**月經結束時。此時，女性一般是陰虛的，因為陰血大量流出。這時候，最好透過食療滋陰養血，比如補氣補血的水果、乾果、堅果，也可以在醫生建議下，開一點滋陰養血的藥膳。

**第二階段：**排卵期後。陽氣開始生發，身體的基礎體溫升高，這時候吃一些補陽的食物，讓陽氣生發得更好，對身體健康有益。

**第三階段：**月經期。此時，身體溶血機制變強，適當地食用一點活血化瘀的食材，可以幫助排出陰血，身體裡有瘀血，也可一併排出。

有這麼一個醫案，說明了如何利用女性的獨特性為調養健康服務。

有一個女孩子，臉上長了一塊黃褐斑，非常頭痛，每天上班，只得打上厚厚的粉底掩蓋。她找了不少醫生，甚至用剝脫、鐳射等手段都沒有見效。最後，女孩找到了一個中醫名家。這名中醫沒有理睬黃褐斑，而是去調養女孩的氣血。他認為，這種黃褐斑，歸根到底是氣血不暢引起的瘀滯產生的。按理說，應該開一些活血化瘀、補氣養血的方子，讓女孩身體陰陽平衡、氣血順暢。

不過，這名醫生並沒有馬上開活血化瘀的藥，而是根據女性生理週期來用藥，第一階段，他給女孩開了滋陰補血藥；第二階段，他在滋陰補血基礎上，開了一味補陽的藥；第三階段，他在前兩個藥方基礎上，開了活血化瘀的藥（試想一下，假設女孩月經剛剛結束，醫生又去活血化瘀，反而會讓氣機混亂，導致月經不調）。就這樣，順著女孩的生理週期，醫生將她的氣血調養通暢了，一個月後，困擾女孩許久的黃褐斑神奇地消失了。

## 二、兒童保健

一三四四年正月，本來是闔家團聚、幸福祥和的月份。但是，在朱丹溪的老家——浙江義烏，人們卻陷入了空前的緊張和恐慌。因為這一年陽氣早動，從正月開始，氣溫就不斷升高，許多孩子都得了一種叫痘瘡的病。前前後後有一百多個孩子死去，這給朱丹溪很大的震憾，從那一刻起，他開始關注兒科，投入到搶救兒童的事業中來。透過他的努力，許多孩子轉危為安。

比如，有一個叫勉奴的孩子，痘已經出了三天，仍舊面容顏色沒有改變，痘沒有散發表現出來。朱丹溪認為這是孩子氣血兩虛造成的，於是給他開了補氣養血的方子。然後經過細心調理，徹底治好了孩子的病。有些孩子的痘瘡是因為「痰濕」引起的，朱丹溪透過補脾胃、導痰濕等方法治癒了。在《名醫類案》中，記載了許多朱丹溪治療幼兒痘瘡的案例。

這一次治療幼兒痘瘡的經歷，讓朱丹溪深深感到診治小兒疾病的重要性，而這恰恰是當時中醫的短板。翻開《黃帝內經》，會發現一個耐人尋味的現象——裡面沒有「兒科」。在相當長的時間裡，中醫醫學中，兒科是一片空白。

宋代名醫閆季忠說，行醫本來就很難，給小孩子治病就更加難了。難點主要有幾個：一是《黃帝內經》中，沒有關於幼兒疾病診治的記載，無以為宗；二是醫生看病，一般都要診脈，可小兒脈微難以診斷，而且大多數小兒在醫生診脈的時候都哭叫不止，使醫生很難有一個準確的判斷；三是既然無法準確判斷脈象，就要根據小兒的體型和情緒來判斷，而小兒發育未全，骨氣未成，形聲未正，悲啼嬉笑變化無常，讓醫生無法把握；四是醫生看病要詢問病情，小兒不會詳細訴說自己的病情，即使說了也不可全信；五是小兒的臟腑柔弱，易虛易實，易寒易熱，一般醫生很難準確地判斷。正是以上種種困難，使得小兒疾病容易被忽視。

朱丹溪並沒有因為以上的困難而卻步，而是開始認真鑽研兒科的診治和保健。為此，他還專門寫了一篇《慈幼論》，收錄在他的醫學名著《格致餘論》中。

那麼，從今天的角度來看，朱丹溪關於幼兒保健，有哪些觀點和建議呢？

首先是飲食方面，朱丹溪認為，許多嬰幼兒是由於飲食不當，導致了疾病發生。這一點我們在前面《老人孩子的養生》中已經有了闡述，此處就不贅述了。

在這裡，我們重點談談母親對幼兒的影響，這是朱丹溪關於幼兒保健非常重要的觀點。

哺乳期間的婦女，在飲食方面尤其要注意，朱丹溪認為母親的食物下嚥之後，透過一系列過程，會轉化為乳汁。「情欲動中，乳脈便應；病氣到乳，汁必凝滯。」這句話的意思是，母親的情緒會帶到乳脈中，直接影響到乳汁的多寡好壞；如果吃了不適宜的食物，病氣就會傳到乳汁中，乳汁必然會凝滯。小兒吃了這樣的母乳，馬上就會生病。

朱丹溪還總結了因為母乳生病的孩子的症狀：「不吐則瀉，不瘡則熱，或為口糜，或為驚搐，或為夜啼，或為腹痛」，為了避免這些症狀的發生，除了母親注意飲食和情緒外，還要注意觀察。朱丹溪說，上述症狀剛剛發生的時候，孩子小便一定會減少，此時，大人就應該警覺，及時找到原因，對症治療，這樣才可以讓母親和孩子都平安。

後來，明朝著名中醫王肯堂繼承了朱丹溪的思想，對母乳餵養作出了更明確的指導，現摘錄出來，以饗讀者。

王肯堂說：「夏不去熱乳，令兒嘔吐；冬不去寒乳，令兒洩瀉復痢，尤不可不謹。」這段話的意思是：夏天炎熱，母親攝入過多的溫熱性食物，令乳汁暑熱重，孩子吃了就會嘔吐；冬天寒冷，母親攝入過量寒涼的食物，令乳汁寒氣過重，孩子可能洩瀉不止。所以，在飲食方面，母親不得不謹慎啊。

同時，王肯堂進一步發揮了朱丹溪的情緒對母乳影響的觀點。王肯堂說：「喜乳啖喘生驚，怒乳疝氣腹脹，熱乳面黃不食，病乳能生諸疾，壅乳吐逆生痰，醉乳恍惚多驚，淫乳必發驚癇。」母乳如此，何況牛乳、羊乳，「性動身勞不乳娃」，《疾病是堵出來的》中，楊中武老師跟每位學員，都會深入闡述其中的奧義。

今天，許多年輕母親對飲食和情緒跟母乳的關係，都有一定的認識了。除此之外，朱丹溪還發現，母親的身體對孩子的影響也非常大。母親身體的強弱、個性溫和還是急躁，德行是好還是壞，都影響著孩子。當孩子生病了，更多人可能是從外在的寒熱、飲食、個性、體質等多方面來看待。然而，朱丹溪認為，許多病其實在胎裡就得下了，只不過一些家長甚至醫生沒有注意到。

我們先看兩個醫案：

朱丹溪的二女兒比較瘦，性子急，體內有熱，在懷孕三個月的時候，正是炎炎夏日，二女兒口渴不停地喝水，這時候，她不時地發著低燒。朱丹溪知道低燒對她身體和胎兒都不好，於是給二女兒開了幾帖祛熱、滋補脾胃的藥，讓她調理。結果，二女兒有點懶，吃了幾帖藥後就停了。後來，孩子出生了，到兩歲的時候，孩子渾身瘡痍，沒有用藥幾天又好了；再過幾天，就發展為痎瘧，出汗、頭痛、口渴、全身無力。但是，朱丹溪沒有從痎瘧入手治病，而是從治療胎毒入手，很快小孩就痊癒了。治好了病，朱丹溪責備女兒道：「如果你在懷孕的時候，不偷懶，多服用幾帖藥，將身體調養到最佳狀態，怎麼會有胎毒發生在孩子身上呢？」

一個陳姓家的女兒，八歲時得了癲癇病，當天氣轉陰，或者是她遇到驚嚇的時候，癲癇就會發作。發作的時候，口吐白沫，聲如羊叫，看到女兒這樣，陳家人非常緊張難過。後來，陳家人找到朱丹溪診治，朱丹溪診治後認為，這個女孩子發病，是因為她在胎裡的時候，受到了驚嚇，過去八年之後，病才發作。朱丹溪叫女孩子飲食淡味，然後開了藥物調理。半年過去了，女孩終於痊癒，再沒有發過癲癇。

以上兩個醫案，說明了母親身體、情緒、飲食對孩子身心發育的影響。朱丹溪在對兒科疾病的診治過程中，總是不厭其煩地告誡年輕的父母，從懷孕開始，就要給孩子一個良好的發育成長環境，如能細心做到，就能把某些疾病消滅於萌芽狀態。

# 8.丹溪紅麴——酶的應用

酶決定你的健康和壽命。

——新谷弘實

在《疾病是堵出來的》的課堂上，我們把人的健康比作是一座房子。房子的根基是睡眠，兩根支柱是運動和情緒，「門」是生活節奏和韻律，「窗戶」是環境，即陽光、空氣、水。兩個「屋頂」，一個代表飲食，一個代表語言。「房頂」上的天線是信仰，也就是信念力和相信的力量。那麼，是誰將這座「房子」建造起來的呢？答案是：酶。

有些朋友會發現，當我們咀嚼饅頭的時候，越咀嚼味道越甜，這就是因為我們的唾液中，分泌出了澱粉酶分解饅頭變成了麥芽糖。當饅頭進入我們的消化系統後，消化酶會將澱粉進一步分解，變成可以吸收的能量。

那麼，酶是什麼呢？酶是活細胞產生的、一種具有生物催化作用的蛋白質和胺基酸，可以幫助人體最有品質、最高效地完成消化、吸收、分解、轉移和代謝等生化反應。

如果在吸收、消化的過程中，沒有酶的參與，會發生什麼問題？有人做了一個實驗：

將一杯淡紫色的澱粉溶液放在空氣中，讓它自然溶解；為另一杯紫色的澱粉溶液加上幾滴澱粉酶。實驗結果表示，第二杯澱粉溶液在澱粉酶的作用下，三十秒鐘就分解成了乳白色的麥芽糖、葡萄糖；而第一杯澱粉溶液分解完成消耗的時間為三百四十七天。試想一下，我們吃下去的饅頭，要經過三百四十七天才能轉化為可以被吸收的能量，我們早已沒有生命了。所以，酶在生命活動中主要起催化作用，它讓食物被分解的速度提高了一百至一千萬倍。

我們常常有這種經歷，饑餓的時候肚子咕咕響，這時候，或許很忙，沒能顧得上吃飯，等時間充裕了，卻發現不想吃飯了，俗話說，這是餓過頭了。

這跟我們體內的酶有關係。

我們之所以餓，是因為能量不足、血糖降低，人就感覺到了饑餓。這時候，大腦就會發出指令，讓下丘腦（調節內臟活動和內分泌活動的神經中樞）產生激素刺激甲狀腺，甲狀腺分泌甲狀腺素。甲狀腺素首先刺激胃分泌消化酶做好消化準備，迎接食物的到來，同時刺激胃蠕動，分泌胃酸，空肚子情況下，胃不停蠕動，我們就聽到了肚子咕咕響；這種咕咕聲就是胃在提醒我們：「我準備好了，該進食了。」如果我們沒有進食，身體就會啟動保護機制。甲狀腺素就會啟動降解糖元的酶，分解體內儲存的糖元，充實到血液中，讓血液中的血糖保持在正常水準，這時候，人就感覺不到饑餓了。

人體內大概有四千多種酶，每一種酶所扮演的角色都不同，有的是促進消化的消化酶，有的是專門清理體內死細胞、垃圾的代謝酶。身體裡有四十至六十兆個細胞，它們的活動都要靠酶的催化來完成。因此，有人說酶決定生命。

透過上面的分析，我們可以得出一個結論：無論我們吃進去多少營養物質，如果身體中缺少酶，或者酶的活性不夠，那麼都不能很好地消化吸收這些物質。因此，我們要保持酶的充足，也要關注酶的活性。

酶的活性跟溫度是有關係的。人類已經有幾百萬年歷史，隨著進化，我們人體中酶的適宜的溫度跟我們的身體一樣，也在37℃左右，過高、過低都不好。在酶存活的溫度下（<42℃）溫度越低，活性越高。

酶，朱丹溪有廣泛的運用，只不過當時沒有明確提出這樣的概念。但是，發酵在中醫裡面始終佔有很重要的地位。朱丹溪在用藥的時候，也常常用到發酵的藥酒。為此，他還潛心研究，在紅麴米基礎上（紅麴米是將紅麴黴菌種接種於米飯上，保溫培養製作而成），釀製了紅麴酒，用於治病。他將紅麴酒的功效還寫進了《本草衍義補遺》中：「紅麴，活血消食，健脾暖胃，治赤白痢，下水穀，陳久者良。釀酒，破血行藥勢，殺山嵐瘴氣，治打撲損傷。」這段話的意思是：紅麴，具有活血消食、健脾暖胃的作用，治療赤白痢（大便中帶膿血的痢疾）、下水穀（大便中夾雜著未消化的東西）等症狀，紅麴時間越久效果越好。如果用來釀酒，則有行血氣、治瘴氣、療跌打損傷等功效。

那麼，對於我們普通讀者來說，了解了酶跟生命健康的關係後，接下來最關心的問題是：我們如何保證身體中不缺乏酶呢？

有兩條途徑：「做加法」和「做減法」。

**做加法**：從水、新鮮的水果蔬菜中攝入酶。有朋友很疑惑，平時沒少吃蔬菜呀，怎麼體內酶還缺乏？這可能跟飲食方式有關，比如大量地吃高溫烹飪過的食物，就不利於酶的攝入，酶在高於50℃的環境中就失去了活性。另外，盡量吃七成熟的水果，因為七成熟的水果含酶是最豐富的。如果還覺得不夠，可以補充一些活力酶飲品。

隨著年齡成長，身體裡酶的活性不斷降低，此時，可以補充一些含鐵、鋅、鈉等微量元素以及豐富的天然食物，這些元素被稱為「輔酶」，即是輔助酶之意，它們對提升酶的活性有幫助。

**做減法：**酶分為外界食物中攝取的（陽性酶）和我們身體中合成的酶（陽性酶）。身體合成酶，需要耗費大量能量，是非常珍貴的，所以要避免無謂的浪費。酗酒、吸菸或者大魚大肉、濫用食品添加劑和藥品、熬夜、縱欲等產生大量的毒素，需要酶的分解，造成酶的大量消耗。

酶決定「存亡」，決定健康。在自我調養的道路上，我們要重視酶的攝入和補充，讓酶為我們的健康加分。

# 第4章　朱丹溪自我調養之「心法」

本章導讀

中醫認為：「萬病由心起。」我們的情緒、記憶、訊息、個性、信仰、思維、信念、恐懼等，都與健康有著密切的關係。

有這麼一個很有意思的故事，說明了「心」跟疾病的關係。

民國時期，有一個叫王鳳儀的大善人，為許多人治好了疑難雜症。比如，有一個人手伸不直，幾十年的老毛病了，到王大善人這裡一看就好了；還有各種各樣病症的人，到王大善人這裡來，重新收穫了生命的健康和喜樂。那麼，王鳳儀是一個神醫嗎？他到底「神」在哪裡？

他的「神」，在給病人治療的手段很「神」，很獨特：他透過講病來治病，也就是給病人講道理達到治病的效果。

記得偉大的哲學家柏拉圖說過：「一般醫生所犯的最大錯誤，在於他們只想醫治人的身體，卻不想醫治人的精神，可是精神和肉體是統一的，是不能分開處置的。」

回到一代醫宗朱丹溪這裡，雖然《黃帝內經》已經講到了心理因素對人身體的影響。但是，真正將心理因素納入疾病治療的開拓者是朱丹溪。他透過給病人療癒情緻、心理方面的問題，達到治病救人的目的。他同時十分重視對人身心靈的調養，所以，他走過的地方，民風都為之一轉。那麼，這又是怎麼一回事呢？

答案都在本章——朱丹溪自我調養之「心法」中……

# 1.「喜」與「心」的奧秘

寒暑傷形，喜怒傷神。

——《黃帝內經》

## 一、「五志」與「五臟」

可以說，從《黃帝內經》開始，上千年來，人們越來越認識到情緒、精神、性格等因素，與疾病有著緊密的關係。日本心身醫學會主席說：「所有的疾病，都是心身疾病。」在中國，身心靈的研究也越來越廣泛，人們對健康的認知越來越深入。

不過，一談到情緒、精神，許多人恐怕有一種很縹緲的感覺，彷彿一縷青煙，飄忽不定、抓不著。而中醫智慧將告訴我們，情緒的發生不是縹緲的，它跟五臟、身體密切相關。甚至我們之所以有這樣的情緒、精神狀態，有可能是身體在發出某種信號。

《黃帝內經》將我們的情緒分為喜、怒、思、悲、恐，被稱為「五志」，再加上「憂、驚」就成了「七情」。不管「七情」還是「五志」，它對應的都是我們的臟器。「五志」分別對應著五個臟器，如下所示：

喜傷心
怒傷肝
思傷脾
悲傷肺
恐傷腎

我們探討「喜」與「心」的奧秘前，先用一小節給大家簡單地講了「五志」和「五臟」的關係，是希望大家在後面的學習中，對「五志」和「五臟」的對應關係心中有數。

那麼，縱觀人類對健康認識的歷程，我也有一些思考。在一次電視訪談中，我提出了自己的觀點：我將人比作一台電腦，這台電腦要正常地運行，必須有兩個要件：過硬的硬體基礎+強大的軟體平台。我用兩個公式來表示：

身體——硬體：

空氣+水+食物 —溫度→ 軀體+消耗+垃圾

靈體（心靈）——軟體：

記憶+感受+情緒+磁場+環境+經歷+遺傳+能量+訊息 —催化劑（酶）→ 靈體+心靈垃圾

如果一個人能夠將兩個公式中的「加減法」做得很好，他離我們的目標——身心靈健康喜樂就不遠了。可以相信，每一個人，只要用心，一定能夠在身心靈喜樂方面有所收穫。那麼從現在開始，就要進入「軟體」領域。在這方面，我們的古人如朱丹溪等醫學大師們，已經有了很多實踐，給我們留下了寶貴的財富。

## 二、「喜」是一味好藥

《黃帝內經》說：「心者，君主之官也，神明出焉。」心是五臟的「大官」，歸五臟之首，心藏神，心神就是這個意思。心感知外面的情緒，我們常常說心花怒放、心神不寧、心情不錯都與心有關。仔細觀察「五志」中的五種情緒，如果說文解字，每一種情緒都與心有關。

五種情緒中，「喜」和心關聯最為密切。《黃帝內經》說：「喜傷心」，是指「過喜傷心」，意思是歡喜過了度，將對心臟造成傷害。但是，在一般情況下，喜樂是我們最好的情緒，是最值得好好珍惜的。我們祝福親戚好朋友，總會帶上「喜」字。「喜」在古體字裡面，上面是一個「鼓」字，下面是一個「口」字，表示一個人張口大笑，所以，敲鑼打鼓為「喜」。

姜文主演的電影《尋槍》，最後有一個鏡頭：姜文費盡千辛萬苦，終於找到槍了，太高興、太喜悅了，以至於他的笑容都快僵住了。他肩膀上挨了一槍，還在淌血，他竟然渾然不知，就那麼不停地向前走著……

從醫學上解釋，這種「喜」具有鎮靜的作用，所以「姜文」感覺不到疼。美國有科學家做過實驗，一個人高興狂喜一分鐘，對身體的鎮靜作用，相當於打了六隻杜冷丁。

中醫在情志治療方面，有一個很重要的方法叫「以情勝情」，用一種情志去克制另一種情志。在前面，談到了五臟與五行的關係，因此，我們可以透過五行相生相剋，來推斷情志相克的情形。在五種情志中，「喜」是一員「大將」，是一味好「藥」，他能解決我們大多數情志的困擾，比如憂、思、怒等。我們在前面提到過朱丹溪的一個醫案：狀元弟弟憂思不起，朱丹溪建議「以喜勝憂」的療法，將狀元弟弟安置在一個有吃有喝有穿有房的地方，弟弟一高興，病就好了。其實，古代還有一些名醫的例子，也可以充分說明「喜」是一味好藥。

有一次，一個年輕人的父親被強盜殺了，家中的頂樑柱沒了，這個年輕人悲傷不能自持，天天哭，哭聲終於止住後，他發現心窩部位疼痛，而且不斷加劇；一個月後，他的心窩處出現了一個結塊，有石榴那麼大，找了許多醫生都無能為力。最後，找到了著名醫生張子和，張子和問清了病情之後，來到了年輕人的臥室裡，看見年輕人身旁坐著一個巫婆（看來，年輕人已經病急亂投醫了），張子和沒說什麼，立即手舞足蹈，裝成巫婆的樣子，還講了許多笑話，結果病人噗哧一聲笑了出來。半個月後，年輕人的病症就全部消失了。張子和就是充分運用了「以喜勝悲」的情志療法。

從上面的案例中，我們可以發現，情緒致病最終會反映在身體上。今天許多的腫瘤病，發病的因素大多和情緒有關，我們在後面講到其他情志的時候，會涉及到。

對於自我調養來說，保持良好的情緒，某種程度上是指保持喜悅平和的情緒。因為喜悅能夠戰勝其他不良的情緒，自然，它也能在調養中發揮關鍵性的作用。那麼，我們要如何收穫和保持喜悅的情緒呢？

在《疾病是堵出來的》一書中，講了一個我親身經歷過的事情。當時，我去美國學習，那時候，我對許多事情的看法還不全面，我想美國是已開發的國家，飛機不會出故障，不會延遲的。沒想到，我乘坐的那趟飛機卻因為故障延遲了，這讓我的心情一下子鬱悶起來，情緒糟糕到了極點。後來，我開始了反思，飛機延遲並沒給我帶來多大的損失。我為什麼怒不可遏？因為我內心的標準太高，以至於不能用一顆包容心，來接受眼前發生的事，這就是我不快樂、不開心的原因。

從那以後，我做出了改變，每次上飛機前，我都會帶上幾本書，我發自內心接受了「飛機延遲也很正常」的觀念，我可以利用這段時間看看書、充充電，這樣也很好。思維的轉變，讓我變得快樂起來。

今天看到一些人臉上沒有笑容、沒有喜樂，或許是因為他們在乎的東西太多，被壓抑住了。我們因為覺得自己不完美，所以恐懼未來，恐懼將來賺不到錢，沒有理想的事業。於是，我們將自己壓抑起來，沒有喜樂，長期下去，身體、細胞都會不堪重負。

我們要想喜樂，讓笑容綻放在臉上，需要明白一個真理：痛苦是快樂的開始。面對痛苦，面對不完美的自己，我們選擇的不是去對抗，而是接納，發自內心的接納。就像《疾病是堵出來的》裡面所說的：「當我們接受疾病的時候，我們就會充滿健康；當我們不去苛求完美的時候，我們的人生才會變得完美。」格桑澤仁說過：「接納自己的存在，旅行者坐在自身的『缺陷』裡看到了自己的燦爛。原來，所有的自己原本就是這樣的，接納的時候，一個人就能成長得更快。」

如果我們能夠擁有這樣的心態，將內心的壓抑徹底釋放出去，我們離喜樂的生活又近了一步。這時候，即使面對突如其來的疾病，我們也會笑著去面對。

《疾病是堵出來的》還提出了一個觀念：收穫喜樂，可以從改變感覺開始，而改變感覺，就從笑入手。

當我們不開心的時候，勇敢地找到自己的痛苦，對著鏡子，讓自己的嘴角上翹，大聲地笑出來。當我們將這種感覺持續，你終將會發現，你的心情發生了微妙的變化，那種不開心、不快樂的情緒在減少；痛苦和糾結在慢慢消失；喜樂和美好的感覺漸漸地回到身體內……保持下去，訓練自己到這樣的境界：當不愉快的事情發生時，我們能立刻哈哈大笑。我們讓內心的快樂成為一種本能，讓燦爛的笑容時刻在臉上綻放，那麼，我們將受到周圍人的歡迎，這種積極的氛圍，會反過來作用於健康，讓我們的情緒更加積極喜樂，身體自然會更健康。

## 三、過喜傷心

《黃帝內經》說：「喜則氣和通達，故通利，則氣緩。」這句話說明了「喜」對氣血通暢很有幫助，對健康有益。不過，「氣緩」有兩個意思：一是氣和緩，具有正面意義；二是氣散了，具有負面意義。所以，《黃帝內經》又說：「喜傷心」，意思是過喜傷心，傷心則氣緩。

現在許多年輕人在大城市打拼，平時很少在家。過年的時候，一大家人都回去了，這時候老人特別高興。可是，常常因為高興過了頭，情緒過於激動，讓長輩身體出現不適，這有可能就是過喜傷心的日常例子。

看過《說岳全傳》的朋友就知道，裡面有一個大將牛臯，抓住了一輩子的宿敵金兀朮，哈哈大笑三聲，氣絕身亡。

《范進中舉》中的范進幾十年沒有高中，物質上，家裡常常揭不開鍋；精神上，受著老丈人的打擊和妻子的窩囊氣。天天如此、年年如此。可想而知，范進內心壓抑的程度。當報錄人告訴他中了舉人後，那種興奮是無法用語言形容的。所以，他發瘋似地一邊跑一邊喊，這就是過喜擾亂了心智呈現出的癲狂狀態。

日常生活中，我們也會見到過於歡喜、無法自持的人。比如，一個小學生看了一個笑話，於是，整整一個上午不停地咯咯笑著，停不下來。假設見到一個人狂喜到快要癲狂狀態了，我們能說明些什麼呢？

心屬火，腎屬水，水可以克制「火」；心主喜，腎主恐，因此，從中醫以情勝情的角度看，「恐」可以克制「喜」。

回到《范進中舉》的場景中，范進瘋癲地一邊跑一邊喊、鬧，所有人都驚呆了，范進家人更是緊張，好不容易中舉了，這要是瘋了，一切功夫都白費。報錄官顯然是學過中醫的人，他問道：「范進可有害怕的人？」了解范進的人都知道，范進老丈人胡屠戶平時沒少罵他、折騰他，范進最害怕老丈人。於是，報錄官跟胡屠戶耳語了幾句，幾分鐘後，胡屠戶來到范進跟前，二話不說，一個大耳光給范進。這一耳光一下子將范進「扇」回了正常世界。

如果換了其他人給范進一耳光，可能就不會有效果，因為范進最害怕老丈人，這耳光只有老丈人來執行才有效。這就是用恐懼治療過喜的一種方法，叫「恐勝喜」。

有些朋友可能覺得這個辦法確實有效，比如，當一個人狂喜的時候，給他講一個恐怖故事，就能讓他平靜下來。但是，運用此方法一定要注意「度」，過度了，有可能將病人由過喜變成憂鬱症患者，那就得不償失了。清代大名醫徐靈胎，就經手過這麼一個醫案：

有一個人中了狀元，太高興了，於是哈哈大笑，這一笑，糟了，再也停不下來。這麼天天笑下去，人遲早會給笑沒了。家人找了許多醫生，都不見好，最後找到了徐靈胎。徐靈胎把了脈，發現這是過喜傷心，擾亂了氣機，氣機亂之後，心神收不回來。他想到了以情勝情，用「恐勝喜」的方法。

第二天，徐靈胎假裝給狀元把脈，把完脈，他眉頭緊鎖，對狀元說：「大勢不好，十天之後，你就會重病而死！」狀元一聽，頓時嚇呆了，瞬間停止了笑。徐靈胎接著說：「三天後，你到某某地方，找到那個醫生，只有他能治好你的病。」沮喪的狀元三天後找到那位醫生，醫生交給他一封信，這信是徐靈胎寫的，他在信中說明為了治病故意嚇唬他，請原諒。狀元一下子就明白了，情緒恢復了正常，狂笑的病也好了。

如果沒有那封信，很可能會導致狀元從此憂鬱，在潛意識作用下，真的會造成病變。實際上，不是所有的過喜症狀都能用「以情勝情」的方法。有時候，一個人過喜，可能是身體發生了病變，比如氣機紊亂導致痰濁上湧，堵塞了心竅。所以，當我們發現自己過喜之後，要及時問診。

古代有這麼一個婦女，生了一個大胖小子，太高興了，從此落下一個毛病：喜笑不休。她找了不少醫生，用盡了各種方法也沒有治好。最後，鄰居不經意地給了她兩顆酸梅，治好了她嬉笑的毛病。

酸，在中醫裡主收斂，可以收斂因過喜導致渙散的氣。比如，今天晚上開晚會、朋友聚會，玩得太高興，興奮得睡不著覺，就可以喝點醋，或者吃兩顆酸梅，將氣收斂收斂，就容易睡著了。

上面我們講了「喜傷心」的案例，以及如何療癒「過喜」的症狀。那麼，假設我們能夠控制自己的情緒，讓它喜樂，但不狂喜，不讓過喜的情緒傷「心」，也不讓悲傷的情緒擾動心神，這樣，對健康豈不是更好？要達成這樣的目標，我們需要有「不動心」的智慧。

從中醫角度看，人體有兩套系統，一套為「體」，一套為「用」，體包括「五臟六腑」，而「用」則是「四肢」和「大腦」，大腦掌管著四肢。怎麼理解「體」和「用」呢？「體」就是根本之意，西方一些人認為頭腦才是根本，是最高司令部。中醫不這樣看，中醫認為五臟六腑比頭腦還「根本」，所以為「體」。舉個簡單例子：我們的頭腦無法指揮腸胃消化快一點，也無法指揮肝臟快解毒。相反，五臟六腑運作出現了問題，卻能對大腦造成很大的影響。所以，中醫認為頭腦跟四肢一樣，都是拿來「用」的，四肢幹體力活，頭腦做腦力活。

西方很多人認為思維、情緒是大腦的事，不關心臟；中醫則認為人的思維和情緒，跟大腦和心臟都有關係。我們常常說一個人「心事重重」，沒有人說「腦事重重」，我們還說「心神不定」、「心氣高」，等等，都跟「心」有關。我們情緒很重、想不開，第一個反應不是頭痛，而是胸口堵，不想吃飯。這些都說明思維、情緒跟「心」是有關係的。

那麼，什麼是「不動心」的智慧呢？我們就從先人們的思索中找尋答案。

老中醫們有一句話：「勤動腦體不動心。」上天給我們頭腦和身體，是拿來用的。勤動四肢，勤動腦筋，才有好未來。不動心，是指心不要妄動。心為五臟之大官，五臟之首，五臟之首妄動，其他的臟器必然跟著動，整個臟腑的氣機就亂掉了，就會導致「五內俱焚」的可怕後果。打個比方，五臟就像是以心臟為總指揮的五員大將，總指揮經不住誘惑、耐不住寂寞，這支隊伍一定沒有戰鬥力。

不動心，還有更深層的意思，那就是「不妄為」。老子說：「無為而無不為。」這句話的意思是「無妄為而無不為」。它要求我們不要讓心妄動妄為，而是按照自然規律做事情。當老師的按照教育的規律教書，商人按照經商的規律做生意，律師按照法治的規律打官司，不妄為，不胡來，事情就一定能夠做成。那麼人的心情也會很平靜，不糾結。如果能做到這一點，就是老子眼中的「德」。

談到做事講規律，還有一個時間規律的把握問題。有些人一輩子不快樂，就在於他老在「想事」，老在「勞心、動心」。孩子剛出生，他每天就在為孩子上幼稚園的事睡不著覺；孩子剛上小學，又在為上什麼樣的中學操心；剛上中學，又在操心大學；大學還沒有畢業，又在操心孩子成家的事。在老子看來，這就是心的「妄動」，帶來的是心神不寧、精神不振，嚴重的還會發生身心疾病。

正確的做法應該是在正確的時間、做正確的事情，全心全意，盡力而為。春天，播種的季節，我們就專注地播種、施肥、培土，不要想著收穫的事；到了秋天，該收穫了，就別猶豫，果斷收穫，關鍵是要尊重這個過程。比如我們剛到一個公司，就別因為想著馬上要加薪資而睡不著覺，應該做的是多適應、多學習，做好當下的事情，加薪資會在合適的時機到來。這樣的智慧，就會讓我們「不動心」，很平和地面對生活，沒有糾結，很順遂，晚上休息的好，氣機運行通暢調和。這種狀態，自然有助於健康。

# 2.「悲」「恐」與自我調養

聖人忘情，最下不及情，情之所傷，正在吾輩。

——王戎

## 一、「悲傷肺」

看過《莊子》的朋友或許了解，莊子的妻子死後，他擊盆而歌，無比地灑脫，「看的開」。

魏晉時期有七個名士，號稱「竹林七賢」，他們崇尚老莊哲學，放蕩不羈，一心要活出「灑脫」來。七賢中有一個人叫阮籍，一天，他最摯愛的母親去逝了。出葬那一天，阮籍很不羈，一邊是農民們幫忙給他母親下葬，另一邊，他吃著烤乳豬、喝著酒呢。所有人都覺得這人太不可思議了，母親離世，他竟然都不悲傷。結果，當他吃完烤乳豬，看著母親墳塋，竟大喊一聲，口噴鮮血，差點死過去。看來，他不是真灑脫，而是心中有無限的悲傷啊。

另一個名士王戎則有所不同，他的小兒子不幸去逝，他十分悲痛，茶不思飯不想，有人去勸他，說莊子的妻子死後，他擊盆而歌；阮籍母親去逝，他還在喝酒吃烤乳豬，你也是「竹林七賢」，不要太悲傷了。這時候，王戎說了一句引起千百年來人們共鳴的話，王戎說：「聖人忘情，最下不及情，情之所傷，正在吾輩。」這句話的意思是：聖人境界太高，可以灑脫忘情，最下等的人不懂得感情，其實，最放不下感情的，是我們這些普通人啊！

我們每一個人都有情感寄託，總會遇到令我們悲傷、情緒低落的事情，這都是正常的。只不過，悲的情緒超過一定的度，就會對身體造成很大的影響。尤其是傷肺，肺又和眼淚緊密相關。因此，人十分悲傷的時候，總是不停地掉眼淚。

《黃帝內經》說：「因悲哀而動中者，竭絕而失生。」如果因為長期悲哀不能自已，導致氣機紊亂，最後有可能失去生命。

西漢年輕的改革家賈誼，個性很敏感，但是非常有才華。二十歲那年，他就被漢文帝召為博士，不到一年，又被提拔為太中大夫（掌管議論的官職）。他的才華受到了朝廷許多人的妒忌，這些人便在背後拚命參奏他，打他的小報告。漢文帝最終也沒有辦法，只得將他發配到長沙做長沙王的太傅（老師），後又做梁懷王的太傅，沒想到梁懷王騎馬摔死了。賈誼想，自己遭到貶斥已經夠傷心了，現在連老師都當不好。越想越悲傷，於是，他整整哭了一年，徹底哭壞了身體，在三十三歲那年就去逝了。

要怎樣療癒一個人的悲傷情緒呢？我們從朱丹溪的一個醫案說起吧。

有一個秀才，剛剛結婚，妻子就病故了。這個變故給秀才很大的打擊，於是他每一天以淚洗面，不能進食。沒多久，憂傷過度的秀才病倒了。他的家人找了許多醫生，都沒能治好他，最後找到了朱丹溪。朱丹溪為他把了脈，發現秀才是由於悲傷過度傷了肺，影響了氣機的運作，造成了氣血不暢，最後一病不起。

朱丹溪靈機一動，對秀才說：「真是太好了，你的脈是喜脈，你懷孕了！」秀才一聽，噗哧一聲就笑出聲來了，心想朱丹溪啊朱丹溪，你真笨，我是男的，怎麼會懷孕呢？之後，秀才見人就講這個笑話，慢慢地有了食欲。幾個月後，秀才的病徹底好了。

朱丹溪運用的，是「以情勝情」中「以喜勝悲」的方法，透過快樂戰勝悲傷。人們常說，「笑一笑，十年少」，「肺主皮毛」，肺功能很好的人，皮膚看起來非常光潔，非常好。經常笑一笑，可以使胸部擴張，肺活量增大。

要保養好肺，我們必須學會調節悲傷的情緒，學會給自己「快樂沖洗」。著名催眠大師格桑澤仁說：「每個人的內心都像一汪大海，存放著各種各樣豐富的情緒，所以每個人原本就完全知道，快樂、恐懼、憂傷、憤怒、失望、沮喪、激動……所有的情緒都潛藏在大海裡，或者說已經與大海融為一體。在恰當的時候，不同的情緒會出來表達自己、保護自己。」

「我們當下的感覺，則像是浮出水面的一隻小小杯子，這隻杯子容量是一定的，可以盛幾種情緒，我們讓快樂的情緒在杯中增加，感覺的痛苦就自然減少，也就是說，我們可以用增加快樂來減輕悲傷痛苦。正如沐浴時熱水滑過身體，寒冷就會被溫暖所取代，這就是快樂沖洗。」

如何「快樂沖洗」，讓快樂更多、悲傷痛苦更少呢？

格桑澤仁說：「最重要的是重複快樂的語言，用積極快樂的語言與人交流。因為潛意識裡，最容易認同自己的聲音和語言，並在大腦裡建立相應的神經網路。悲傷的語言建立感受悲傷的神經網路，快樂的語言建立感受快樂的神經網路。越多次重複，神經網路帶來的感受越強烈。如果一個人只會說快樂的語言，開始的時候也許很困難，但是只要堅持，成為習慣，大腦中快樂的神經網路就會越來越大，人就越來越容易快樂，也漸漸習慣用快樂沖洗自己的身心。」

其實，經歷過快樂沖洗，我們可以在心靈中創造出一個神奇的染坊，將那些灰白的憂鬱、暗淡的沮喪，統統扔進浸染池中，出來的就是色彩絢麗的快樂。

## 二、恐傷腎

腎屬水，恐懼傷腎。腎氣是兩便的開關，我們看到小說裡，甚至現實生活中，常常說嚇得這個人尿褲子就是這個道理。這也說明恐懼與腎臟有關，恐懼讓腎氣受損，可能就讓兩便失禁。

但是，恐懼也有它一定的作用。恐懼也是身體自我保護的一種機制。就像我們到一個空氣污濁的地方，鼻子馬上會不舒服，會打噴嚏。其實，這是身體在發信號；正是有了對高度的恐懼，我們在高樓上會特別留意高樓的邊沿，防止不幸墜落；我們經過懸崖邊，恐懼感讓我們更加集中注意力。

不過，恐懼持續的時候過長，將對人造成不小的傷害。有人做過一個實驗，來證明長時間的恐懼對身體的危害。

有一對孿生的小羊，非常健康。工作人員將其中一隻從羊媽媽身邊帶走，放在一隻狼的旁邊，這隻小羊就因為每一天生活在恐懼中，身體產生了嚴重的病變，逐漸地消瘦，僅僅兩個月之後，這隻小羊就死了。而另一隻跟在羊媽媽身邊的小羊，遠離了恐懼，越來越健康。

這個實驗說明了恐懼對健康的傷害。在中醫醫學看來，當一個人氣機不順的時候，氣會「打結」，導致血液不通暢，我們常說「不通則痛」，輕則身體疼痛，重則氣凝結，形成腫瘤。所以，過多的恐懼情緒，有可能導致身體最終發生癌變。

七情中，恐懼對腎的傷害最大，而腎乃身體之陽，腎精滋養著我們的身體，腎陽像陽光一樣溫暖著五臟六腑，維持著身體的溫度。可以想像，如果因為恐懼導致腎臟受損，整個五臟六腑「陰雨連綿」，腎精也不能固攝，最終結果就是氣機徹底紊亂，五臟六腑發生病變，導致生命堪虞。古代有這麼一個醫案，說明了恐懼對腎的影響。

有一個人去爬山，回來的晚了，經過一座陰森的寺廟，由於氣氛恐怖，被突然看見的東西徹底嚇破了膽。回去之後，他每一天小便五六十次，很顯然，腎受到了極大的傷害，導致小便失禁。找了很多醫生，也無能為力，十天之後，這個人就因為腎衰竭死亡了。

清朝光緒皇帝四歲登基，沒有親人，沒有朋友，一輩子生活在慈禧太后的呵斥中，過著恐懼的生活。他三十多歲死在慈禧去逝的前一天，許多人認為是慈禧臨終時下了旨意，用砒霜毒死了光緒皇帝。其實，即使沒有慈禧太后的旨意，光緒皇帝恐怕也不能長壽。

因為長期的恐懼生活，光緒皇帝的腎出現了大問題，患上了嚴重的滑精病。當時，有一個醫生被朝廷徵召去給光緒帝看病，這位醫生給光緒皇帝把完脈之後，在日記中寫道：「我本來想透過給皇帝看好病，為自己博得一個好名聲，讓兒女衣食無憂，不過，診脈後，我只求不要出現差錯就謝天謝地啦……」從這位醫生的日記中，可以看出光緒皇帝已經病入膏肓了。

從這些醫案中，我們想必已經了解了恐懼對腎、對健康的危害。那麼面對恐懼，古人在心理治療方面採取什麼方法治療呢？

大家都聽過「杯弓蛇影」的故事吧，這也是一種典型的以情勝情的治療方法。

晉朝人樂廣，請一個朋友來做客，在吃飯喝酒的時候，掛在牆上的弓印在了客人的酒杯裡，像一隻小蛇。客人面對主人的熱情，又不好推辭，只好一飲而盡。不過，客人回去之後，因為恐懼，就臥病不起了。

樂廣知道這件事後，將朋友叫到家中來，將事情的原委給朋友說了，還現場做了演示。朋友弄明白之後，心中的恐懼消失了，病也就好了。

對於恐懼的事情，一定要分析出恐懼背後的原因，分析的過程就是「思慮」的過程。在以情勝情中，思勝恐。即是說，用思考去尋找恐懼的根源，消除這個根源，就能解決恐懼帶來的疾病。從中醫上說，思、慮歸脾臟，脾屬土，土能剋水。思的過程實際上是一個氣機收斂的過程，剛好可以將因為恐懼產生的氣機渙散收斂回去。

雖然，我們不見得會因為恐懼臥床不起，可是，恐懼的心理卻常常困擾著我們。恐懼社交、恐懼演講、恐懼顏色，甚至因為恐懼疾病，導致更嚴重的疾病發生。恐懼成為一種普遍而嚴重的情緒因素，阻礙著人們健康喜樂的生活。換句話說，如果我們能夠認識恐懼，不被恐懼左右，我們的生活是不是會呈現完全不一樣的風景？

**三、恐懼是想像出來的**

科波拉的名片《現代啟示錄》裡，有這樣一個鏡頭：「我」行走在永遠也走不完的河流上，對即將要面對的事實恐懼不已。當「我」見到那個隱藏在森林中、拒絕作戰的軍官時，恐懼讓「我」舉刀向他刺去，這樣可以讓「我」減輕心理壓力，伴隨著軍官不停地在地上翻滾，「我」也不停地說著「恐懼——，恐懼——」

哲學家蒙田說：「恐懼甚至比死亡本身更可憎，更讓人難以忍受！」

可以說，千百年來，人們就在與恐懼作「鬥爭」。但是，直到今天，恐懼仍然困擾著我們，甚至成為健康的殺手。對於恐懼，我自己也有過很深的體驗。

在一九九六年，我陪親戚去醫院看病，我永遠不會忘記，那一天醫生拿著體檢報告單出來時的樣子：面無表情，準確地說是麻木。過了幾秒鐘，他用非常凝重的語氣問：「誰是病人？誰是病人？」

不久前，親戚的一位家人因為肝癌剛剛過世。所以，他非常緊張。看到醫生的表情，加上醫院周遭的環境，更加重了他內心的恐懼不安，那種恐懼，我強烈地感受到了。等了一會兒，親戚才戰戰兢兢地說：「我是，是我——」

「你迴避一下，我有話跟家屬說。」

那一剎那，我看到了親戚慘白的臉，緊繃的面部下面是無限的擔憂和恐懼。那次體檢之後三個月，這位親戚就因為肝癌過世了。

親戚的死給了我很大的震憾，我一直在想一個問題：到底是什麼奪走了他的生命？記得一個電視節目中報導了這麼一件事：兩個患有胃病的體檢病人拿錯了報告，幾年之後，患有胃癌的病人奇蹟般地康復了，而那個患有一般胃病的病人卻離開了人世。

我相信，患肝癌的親戚和拿錯報告、不幸離世的人，曾經都面臨了一個可怕的現實：恐懼主導了自己的內心。

後來，我也面臨跟親戚一樣的境況，由於長期做生意，根本不顧惜自己的身體，我罹患了脂肪肝、前列腺增生等各種疾病。我永難忘記醫生給我看體檢單時、不停搖頭的樣子，彷彿給三十五歲的我判死刑。那時候，我恐懼極了，每一天都自我安慰，選擇逃避和退卻。可是，內心深處有一個聲音，又在告訴我這樣是不行的，必須突破這層障礙。最後，我決定做全面檢查。

檢查的過程十分糾結，我一方面不停地安慰自己，另一方面又懷疑醫生沒有給自己講真話，或許自己得了很嚴重的病。檢查結果跟我恐懼的結果一樣：我的心臟出現了問題，醫生建議做手術。

到了退無可退的時候，我決定拯救自己，不要重蹈親戚的覆轍。我開始到全世界去學習、旅遊，轉變自己的心態，轉移自己的注意力，活在當下，而不是天天關注疾病。沒想到，經過一段時間，我內心對疾病的恐懼慢慢消失了，我享受每一天的美好，將這些恐懼、疾病遠遠地拋在腦後，我的身體竟然越來越健康！

安德列・莫瑞茲在《癌症不是病》中說：「所有發生在情緒上的東西，也會發生在我們身體上。」恐懼更是這樣，很多時候，它是我們想像出來的。它是因為我們接收了負面訊息產生的一種感覺。如果不智慧地面對，恐懼感就會擴大，進而，我們的思維和態度，都會聚焦在恐懼的事情上，潛意識不會做判斷，只會不斷地進行自我確認。這時候，恐懼的事情就會變成真實。如果我們恐懼癌症，就會變成真實的癌症。所以，莫瑞茲又說：「真正的癌症，是一種受困且孤獨的情緒，是一種『別無選擇』的感覺。」這也是「業力法則」所說的：你恐懼什麼，就會得到什麼。

事實上，很多恐懼的事情，包括癌症，他們本身並不可怕，可怕的是想像出來的恐懼。這種恐懼感，成為了擊垮健康真正的「癌症」。而實際上，導致我們恐懼的很多想像未必就是對的。

有一個禪師修禪到很晚，大概凌晨一兩點鐘，她準備回寮房休息。由於晚上太黑看不清楚，她一不小心踩上了一個軟趴趴的東西，隨著「呱唧」的一聲，禪師差點倒下去。

她回到寮房，十分恐懼、十分愧疚，因為她殺生了，踩死了一隻青蛙，儘管是不小心，但是對她來說，也是不可寬恕的。所以，整個晚上，禪師都不能睡覺，她不停地誦讀經文，為青蛙超度，以減輕恐懼、悔恨的感覺。

第二天早上，禪師依舊不停地為青蛙超度。直到一個徒弟匆匆跑過來，對她說：

「師父，昨天晚上，你不小心踩上了一隻茄子吧？」禪師聽了，背心都涼了。

佛法上講：「諸法因緣生，我們的業力把生命變現出來，好壞恐喜是你自己想像出來的。」

《疾病是堵出來的》中有這樣一段話：「恐懼只是一種想法和感覺，是完全可以融化的。不管是生理性恐懼、心理上的恐懼，還是靈性上的恐懼，都可以透過經驗而修復、消除負荷。」

那麼，我們該怎麼對待恐懼、最終消除恐懼呢？

人類目前對待恐懼的方式有三種：

第一種方式是戰鬥。人們常說：「要成功，就要戰勝恐懼。」跟恐懼「作戰」的方式，在成功人士中並不少見。

第二種方式是逃避、退讓，就像我之前面對疾病時的表現。這樣的結果，讓疾病變成了現實。

第三種方式是「經驗恐懼」。這或許是目前對待恐懼最好的方式，對健康最有幫助，是值得我們思考和學習的方式。

人的行為和思維方式，往往和潛意識有很大的關係，潛意識只做出反應，對任何暗示一律平等。因此，我們要做的是經驗恐懼，接受恐懼的出現，也接受恐懼的消失。把潛意識比作一塊陸地，恐懼像一片羽毛，羽毛飛來了，然後又飛走了，留下的是綠意盎然的陸地。

我們都知道，臣服於恐懼沒有出路，假設我們跟恐懼對抗呢？比如，一個人很恐懼被拒絕，為了戰勝對「被拒絕」的恐懼，他不斷地說：「我不害怕被拒絕！我不害怕被拒絕！我不害怕被拒絕！」接下來，他會發現自己的腦袋裡，全是被拒絕的畫面，潛意識接受的是被拒絕的信號。怎麼讓恐懼的羽毛自然離開？方法是直接關注自己最想要的結果！恐懼被拒絕，那就不要關注它，轉而告訴自己，「太好了，所有人都接納我！所有人都接納我！所有人都接納我！」，那麼潛意識接受的是「接納」的信號，長期累積下去，它就會影響一個人的思維，進而影響他的身體和行動。

將這樣的方法運用到健康調養上來。我們生病了，當然要吃藥護理。但是，我們關注點應該放在哪裡呢？應該放在生命的健康和快樂上，比如旅行放鬆，呼吸新鮮空氣，或者更有意義的事情上，而不是放在疾病上。

有人說：「我每一天都激勵自己，我要戰勝疾病！我要戰勝疾病！我要戰勝疾病！」這樣做，效果未必就好。因為他沒有真正經驗恐懼，他的關注點還是疾病，而不是想要的結果——健康。

有哲學家說：「我們恐懼的其實往往不是事情本身，而是恐懼事情給我們帶來的不舒服的感覺。」所以，很多恐懼本身並不存在，是人們自己想像出來的。對於健康調養來說，我們要真正明白：疾病本身並不可怕，可怕的是我們不知道，怎樣去對待疾病帶來的恐懼感。

而突破恐懼最好的方法，是證悟到諸法空相，證悟到無我、無法、心無掛礙，自然沒有恐怖！禪修是一條了脫生死、突破恐懼的好途徑。

## 3.「暗示」的力量

切記，潛意識不會識別我們的「玩笑」，它把什麼都當成真的來接受。

——墨菲

我們先看朱丹溪的一個醫案。

月黑風高的夜晚，一個女孩子經過一座廟宇，當時氣氛十分恐怖，女孩嚇著了，她發瘋似地跑了回去。回去之後，就病倒了，吃不下飯，沒有興趣做事情，面容越來越消瘦，精神越來越萎靡。她找了不少醫生，看了許久，也不見好。最後，女孩家人找到了朱丹溪。朱丹溪診脈之後，找到了女孩家人，說做好準備一起去廟裡捉鬼。經過一番努力，家人對女孩說鬼已經被清除了，廟裡非常安全。就此，女孩子終於開始吃飯，精神漸漸變好了。

朱丹溪運用的這種方法，在中醫裡面叫移精變氣法，即是透過轉移病人的注意力，來調理病人紊亂的氣機，此方法本質上運用的是「暗示」的力量。在這個醫案中，朱丹溪透過「暗示」，成功地祛除了女孩恐懼的「因」，治好了女孩的病。這跟上面講過的「杯弓蛇影」醫案，有異曲同工之妙。

我們已經知道了情緒對健康的影響，不管是恐懼還是悲傷、憂慮，各種情緒背後，我們都能看到「暗示」的影子。暗示有來自外界的，也有來自內心的。自我調養，預防癌症發生，利用「暗示」的力量都至關重要。

有一個人，私處長了一個大瘡，十分尷尬，醫生也不好處理。醫生給他提出一個方案：你每一天對著大腿說：我的瘡是長在大腿上的，我的瘡是長在大腿上的。十幾天後，震驚的事情發生了，這個人大腿上真的長了一個瘡，而私處的瘡卻消失了！

亨利從小在孤兒院長大，他身材矮小，樣子一點也不好看。他很孤獨也很沮喪，常常一個人在小河邊徘徊。

有一天，當他又一次站在河邊徬徨的時候，好朋友約翰興沖沖地跑過去對他說：「剛才從收音機裡聽到一個消息，說拿破崙丟失了一個孫子，收音機裡的描述，跟你身材的特徵一模一樣。」

「真的嗎？我竟然是拿破崙的孫子？」亨利一下子來了精神，他發現自己矮小的身材中，有著強大的能量，講話的法國口音，也帶著幾分威嚴和尊貴。憑著這個「美麗的謊言」，亨利改變了自己，三十年後，他成為一家跨國公司的總裁。他究竟是不是拿破崙的孫子，已經不那麼重要了。

其實，我們每一個人都有著非常大的潛力，要將潛力發揮出來，必須依靠潛意識。有人將潛意識比作一座冰山，浮出水面的那一小部分，就是我們的意識，由潛意識帶來的能力，被稱為潛能。心理學家研究發現，潛意識的力量比意識大三萬倍，所有的成功人士，幾乎都是透過強烈的積極的自我暗示，給潛意識輸入積極的能量，誘導自己的潛能爆發而成功的。與意識可以受思維影響不同，潛意識不受思維影響，而且潛意識不會做判斷，它只會對我們的暗示做出反應。

因此，暗示變得非常重要。

世界潛意識大師墨菲先生說：「潛意識服從於暗示。」也就是說，你接受了積極的暗示，潛意識表現也就是積極的；接受消極的暗示，潛意識的表現就是消極的。「我們每說一句話，心中的每一個想法，其實都是一種潛意識輸入，當潛意識輸入到一定程度，在我們的腦海裡形成一種習慣或者信念的時候，就會產生不同的結果。」

所以，我們在《疾病是堵出來的》課堂上講到《身心語言暗示》的時候，說道：「人生是自我預言的實現，我們說出去的每一句話，都在搭建我們『理想中的人生』。」

有一個公式說明了潛能和人生表現的關係：表現＝潛能－干擾。從這個公式可以看出，人生表現要好，有兩個途徑：一是更好地發揮潛能；二是更多地減少干擾。兩者都指向一個要素：積極的自我暗示。積極的自我暗示能幫助人們，透過潛意識力量發揮更大潛能，同時最大限度降低消極情緒的干擾。

有一個英國父親，非常愛他的女兒。他特別希望女兒的病能夠好起來，女兒患有皮膚病和一種關節炎，生活不能自理。這位英國父親兩年來，天天向自己的潛意識暗示：「要是女兒的病能夠痊癒，我即使失去右臂也願意。」

後來有一天，他發生了劇烈車禍，不得不截掉右臂，而從那一天開始，女兒的病竟然慢慢地好了。

這個悲傷的故事告訴我們一個道理：向潛意識示意的時候，一定要選擇積極的、美好的暗示。墨菲說：「切記，潛意識不會識別我們的『玩笑』，它把什麼都當成真的來接受。」

科學家做過一個實驗，將班上的同學分成兩組，分別交給他們兩首詩。然後，對甲組同學說，這是著名詩人的詩；對乙組同學說，這是一首普通的詩。一小時之後檢查，甲組60.5％的同學都能將詩歌默寫出來，相對的，乙組能夠默寫的不到30％。這個實驗告訴我們，積極的暗示蘊藏著多麼大的力量。

回到健康調養上，想想有時候我們是怎樣暗示自己的？

一些人不經意地給自己消極的暗示：「哎呀，我的身體越來越差了，真是老了呀！」、「哎呀，我身體不怎麼好，將就著過吧！」、「我真倒楣，為什麼每一次生病的總是我呢？」、「完了，得了這病，我還怎麼活啊？」記住我們在前面說過的話：你的每一句話、每一個動作、都是在做潛意識輸入，將這些消極的暗示輸入到潛意識中，它一定會反映在身體上。我們在《疾病是堵出來的》中講了豆芽、飯和水的例子，當向這些植物做消極的語言暗示後，他們的生長都會受到極大的影響，更不用說對情緒極為敏感的人了。

所以，再一次希望自我調養的時候，甚至在生活中，不斷地給潛意識輸入美好的、積極的指令。那麼，我們要具體怎麼做，才能給潛意識輸入積極、美好的指令？

首先是改變你的語言習慣，多說正面、積極、明亮、美好的詞彙，少說甚至不說灰色、黑暗、消極的詞彙。我們在《疾病是堵出來的》課堂上說過：「少說我，少說但是，少說不，走上健康富足喜樂路。」當語言中常常出現「我」、「不」、「但是」的時候，你會察覺負面暗示往往占多數。記得剛到我們課堂上的學員，說話常常帶著負面的暗示，我知道這是健康調養的大敵。所以，我們總結了許多方法來幫助大家改變，讓大家在自然、舒服的環境中，改變消極負面的暗示，許多人的身心健康，因此獲得了非常大的改觀。

除了改變語言習慣，我們隨時都要保持期待的心情，相信美好，暗示自己健康，暗示自己越來越健康。就像墨菲博士所說：「潛意識的活動不分晝夜，然而，一般人關心的仍然是意識，而潛意識通常被忽視。因此，保持期待的心情，經常給自己美好的暗示，使潛意識作用展開，是非常重要的一環，經由這樣的思想，會使一切美夢變成現實。」

# 4.「怒」「思」與健康

喜怒不節則傷肝，肝傷則病起，百病皆生於氣矣。

——《黃帝內經》

## 一、怒傷肝

我們先做一個說文解字吧，「怒」字，上面一個奴隸的奴，下面一個心，意思是當一個人的心不受控制，成為情緒的奴隸時，便成了怒。在五志中，肝主怒，怒隨肝氣往上升，所以，當一個人怒氣沖沖的時候，我們看到他的臉一般會漲得通紅。岳飛有一首《滿江紅》，裡面有一句：「怒髮衝冠，憑欄處……」這也證明了怒氣是往上湧的。

在進一步闡述怒和健康的關係前，我們先看朱丹溪的一個醫案。

有一個叫趙立道的先生，體質很不好，脾氣也非常不好，動不動就發怒。六月的一個中午，大家都吃過飯了，沒想到這位趙先生又餓了，就嚷著要求家人快點做飯，過去又沒有電鍋，做飯得需要時間，就這麼一點時間，趙立道都不能忍受，對家人又是打又是罵，可謂怒髮衝冠。可以想像，如此暴躁的趙先生，身體可能也不會很好。果然，趙先生吃了飯後，不到兩天，就得了病——滯下，也就是痢疾，鬧肚子。不過，他一邊拉肚子，同時口渴難耐，要不停喝水。家人找到朱丹溪，朱丹溪診治後，認為趙立道的毛病是正氣不足、神志不安，於是，開了人參等補正氣的中藥，最後治好了他的病。

從這個醫案中可以看到，當一個人長期發怒，必然會導致身體體質變差，同時，會讓身體生病。美國生理學家艾爾瑪做過一個實驗，將一個人在非常憤怒的時候噴出來的液體，即所謂的「發怒水」，注入大白鼠體內，不到十五分鐘，大白鼠就被毒死了。可以想像，一個人發怒的時候，體內各組織、氣血發生了多麼大、多麼複雜的變化。

看過《三國演義》的朋友，都知道諸葛亮大罵王朗，讓王朗羞怒而死；三氣周瑜，周瑜悲憤而死的故事，雖然有非常大的文學描寫成分，但都說明了怒對生命的巨大傷害。

在《疾病是堵出來的》裡，有一節專門介紹肝臟，叫「身體裡不會『哭』的器官」。肝臟是最偉大的器官，它一直默默付出，直到快要「死」掉了，它才會發出信號，因為肝臟裡面沒有神經細胞，儘管它像其他臟器一樣受到危害，它也不會發出警告。正因為如此，我們更要為這個不會「哭」的器官而少發怒。

同時，我們知道肝有排毒解毒的功能，有藏血的功能，這些功能要正常發揮，需要一個前提——氣機順暢。大家都知道，一個人大怒的時候，會感覺自己的氣亂掉了，所謂「氣急敗壞」，就是形容這種情形的。這個前提沒有了，肝應該有的功能發揮不了，必然會導致健康出現問題。民國時期，講病大師王鳳儀王善人曾這樣說：「病是吃五毒丸（怨恨惱怒煩）長大的。」的確發人深省！

那麼，如果一個人經常發怒，應該怎麼處理呢？就像朱丹溪醫案中所描述的一樣，要先弄明白「怒」是怎麼引起的，要看看身體有沒有病變，如果暫時沒有，就要從情志上看了。

從「以情勝情」的角度來看，悲克制怒，悲歸肺，肺屬金，肺和屬木的肝相生相剋。下面這個醫案，可以說明如何療癒「怒」。

一個年輕的妻子，有一天來到一家中醫院，對醫生說：「醫生，我兩肋疼，肚子脹，肚皮上有刺痛的感覺。我在另外一家醫院檢查了，各項化驗都是正常的。可是，我的疼痛感從來沒有減輕過。」

經驗豐富的老中醫問：「你是不是跟丈夫吵架了。」

女士點點頭。

「他把你氣哭了？」

女士搖搖頭。

老中醫說：「這就是你丈夫的錯了，他跟你吵了架，又沒有將你氣哭，因此，你肚子裡的氣一直停在那兒。」老中醫當然不能叫女士回家繼續跟丈夫吵，讓丈夫把她氣哭，而是開了理氣的中藥調理。

老中醫說的是有道理的。

但要明白，他並不是鼓勵人們火上澆油去吵架，而是「悲勝怒」。當一個人哭出來，也就是肺氣上升後，就可以將肝氣壓下去，心中的怒氣就可以宣洩出來。當然，不能過度悲傷，那會釀成其他問題。

有一些人，心中有不滿，就一味地壓抑自己，這樣對身體也不好。清代名士曹庭棟說：「事當值可怒，當思事與身孰重，一轉意向，可以渙然冰釋。」這句話的意思是，一件事可能真的值得你發火，此時，你還是要思考一下，這件事和你的身子相比誰更重要，這麼一想，你馬上就能作出正確抉擇。我們知道，常常和「怒」字連在一起的是「憤」字，為什麼不說「憤傷肝」呢？其實，憤和怒是有區別的，憤雖然有怒的意思，不過，它將怒發洩了出來，所以叫憤。由此可知，怒氣，包括其他情緒不抒發出去，對健康都有害處。當一個人很鬱悶、很憤怒的時候，醫生會建議他找個安靜的地方，好好地哭一場，哭就是宣洩。

看過《鴉片戰爭》這部電影的人，恐怕不會忘記這個鏡頭，有一天，十分愛國的林則徐又接到報告，說誰誰貪污了多少稅銀。林則徐一生清廉，最恨貪官，接到這樣的報告，自然十分生氣，他恨不能將這些貪官統統抓來砍頭。可是，當他走到另一間屋子，突然看到牆上有兩個大字：「制怒」。他便用意志將怒氣壓回去了，這股氣一直憋在心裡，對林則徐的身體傷害非常大。

當然，我們不能掀桌子、摔板凳，甚至殺人來洩憤，絕不能做違法的事情，來宣洩心中的情緒。

其實，不管是壓抑，還是宣洩憤怒情緒，都不是最理想的。最理想的是我們能完整地經驗整個情緒，有一種不生氣、不發怒的智慧。果真如此，對健康將有莫大的幫助。

## 二、不生氣的智慧——情緒的管理

人的能力，一半靠具備的知識，一半靠情緒管理；人的健康，一半靠客觀條件（水、空氣、飲食），一半也靠情緒管理。

有人這樣形容，說人的身體就像是一台機器，而情緒好比是能源，能源品質好，供給充足，這台機器將創造一切可能；相反，這台機器只是一塊不中用的鐵器。

七百多年前的朱丹溪，在給人治病的時候，尤其重視人們的情緒管理。他的好朋友戴良所著的《丹溪翁傳》寫到：「或以醫來見者，未嘗不以保精毓神開其心。至於一語一默、一出一處，凡有關倫理者，尤諄諄訓誨，使人奮迅感慨、厲之不暇。」就是說朱丹溪給人治病，總會給病人講述許多養心的道理，告訴他們如何控制欲望，調整自己的情緒。朱丹溪認為，一個人如果獲得了正確的生活態度，病情就不容易反覆了。

那麼，到底應該怎麼做情緒的管理呢？

我們在前面談到了潛意識、意識、暗示對情緒的影響。所有的記憶、訊息、環境都對潛意識做了輸入，所以，我們活在世界上，看上去是一個人，其實是兩個自己，一個是現在真實存在的自己，另一個則是過去的自己。當我們面對一件事情的時候，往往出現的是過去的自己。

比如，一個人看到電視裡報導，某女明星拋棄了她的男朋友的新聞，便十分憤怒。這個女明星跟他素未謀面，相差十萬八千里，他為什麼憤怒呢？本質上，他並不是憤怒那個女明星，而是他過去的經歷作用於潛意識，潛意識發揮了作用。他憤怒的是過去的自己，過去被女友拋棄的自己。「為了將過去壓抑下來的情緒宣洩出去，他自然而然地將自己和對方進行了角色互換，曾經被別人傷害，變成了傷害別人。」

在佛教中，有一個詞叫「見心見性」，即是一個人心中有什麼，眼中就有什麼。有時候，你很憤怒，覺得那是別人的錯，其實，追根溯源，那是心中那個過去的自己在作祟。

蘇東坡是一個大才子，佛印是一個高僧，他們常常在一起參禪、打坐。佛印老實，蘇東坡常常愛開他的玩笑，每一次，佛印都哈哈一笑，就過去了。

有一天，蘇東坡問佛印：「我在你心中是一個什麼形象呢？」

「一尊佛。那麼，老僧在蘇學士心中什麼形象呢？」

「活像一攤牛糞。」

佛印還是哈哈一笑，沒有抱怨蘇東坡。蘇東坡以為占了佛印的便宜，回去之後，就告訴他的妹妹蘇小妹，蘇小妹說：「佛印心中有佛，所以看誰都是佛，你心中有牛糞，所以，看誰都是牛糞。」蘇東坡一聽，立刻陷入了沉思。

因此，要管理好情緒，歸根到底還得向我們的內心求取答案。然而，很多時候，我們都玩著頭腦中的遊戲。

比如，在公司，因為一件小事，一個同事和我們爭執起來，並摔了杯子。一次這樣，兩次這樣，我們就會為這樣的人「定義」了：這是一個不好相處的人，自私、性格暴戾的人。當為別人定性之後，無形之中，我們的表現，就會把別人往我們所「定義」的方向推進。也許，我們會嘗試著「理解」、「包容」，但是這些都是治標不治本的辦法，所謂的包容、理解，只是頭腦中的遊戲而已。

我們應該做的是從根本上意識到，很多人發怒，並不是他的本意，而是他回到了「過去」，是過去那些發生在他身上的、不好的經歷讓他發怒、抓狂的。事實也是這樣。如果我們能夠這樣想，更能坦然面對對方，發自內心地去接納對方，這樣就不會產生怨恨、抱怨等負面情緒，也不會武斷地為別人定性，我們和對方的關係，自然就會向好的方向轉變。當你責備並且等待他人改變的時候，你就喪失了你自己終結痛苦的能力。你關上了通往自由之門。

上面解決的，是我們和別人之間的關係問題，另外，每一個人和他自己也有一個相處的問題。如果每一個人都能處理好和自己的關係，也就不會出現上面這些和別人關係不好的問題了。

我們要學會「關照」另一個自己——曾經的自己。那個自己身上可能有很多負面的經驗，有許多解不開的結。但是，要健康、要更好地生活，我們必須在情緒出現的時候，從情緒裡面超脫出來，像一個冷靜的第三者，審視過去的自己：「我為什麼會這樣？曾經什麼樣的經歷讓我這樣？是我自己的，還是父母的經歷，造就了今天的自己？」如果我們能夠一步步向自己的內心挺進，就能解開心中的結，就會驚訝地發現：我們往往活在過去的經歷裡，是這些經歷中的負面信念，在和幸福、成功、喜樂作對，我們要做的是將這些信念解開。

當我們做到這一步的時候，我們就不會為情緒而煩惱了，「不生氣」將不再是夢想。同時，我們能夠從情緒裡面學習到很多東西，並且，我們的身體會由內及外，散發出非常積極的正面的能量。

## 三、思慮過度傷脾

仔細觀察生活，會發現一種現象，退休後的老年人，如果專心書畫、體育運動、圍棋等活動，找一些樂子，讓自己天天都忙起來，他們身體反而會好，思維敏捷、健康長壽。相反，一個人退休後，天天悶坐不動腦子，患上老年病的機率就會高一些。

看了這一段，也許有人會問：為什麼動腦筋，勤於思考的人更健康長壽呢？

這裡的「思」，不是簡單地指「思考」而已。如果單純地思考問題，勤動腦是有好處的，問題是我們許多朋友的思考都帶著情緒、情感。比如思考孩子該上哪所幼稚園？孩子大學畢業後，該找個什麼樣的女朋友？等等。思考中帶著焦慮、顧慮，這樣的思考過度了，就會對身體有傷害。從五志角度來看，思慮過度會傷害脾臟。

從中醫角度看，我們的心神和氣血是相輔相成的，氣血跟著心神運動。但是，我們的思慮過度——永遠集中在一點上，就會像《黃帝內經》說的，導致「氣結」。神在一點上，氣也在那一點上。打個比方，一個男子被女朋友拋棄了，但是他依舊癡癡地思念著女孩，打開電腦，腦袋裡是女孩用電腦的形象；吃飯的時候，想到的是女孩吃飯的樣子；晚上睡覺時，想到的是女孩在月光下的樣子。即是說一個人將思維長時間集中在一點上，就叫思慮過度。注意力——也就是「神」——長時間集中在一點，會導致「氣」也結於一點，也就是佛家講的執著心太重。

脾主「運化」，它將水穀轉化為精微物質以及氣血津液，傳輸至全身，保證人體的正常運行。中醫認為：「脾開竅於口，其華在唇，在液為涎。」這句話的意思是，中醫認為脾開竅於口，要看脾好不好，看嘴唇就知道了，嘴唇紅潤，就說明脾臟是好的；在液為涎，許多小孩子或者中風的老人流口水，就是脾臟虛的表現。透過對脾臟的了解，我們就明白，脾臟跟消化系統關係十分密切，由此，也可以看到許多腦力工作者很瘦弱，或許就是過思傷脾，引發消化系統疾病導致的。那麼，對於思慮過甚引發的疾病，怎麼療癒呢？

我們先從朱丹溪的一個醫案說起。

有一個女子，訂婚之後，未婚夫出外經商，兩年都沒有回來，女子十分擔心未婚夫的情況，可是又沒有可以訴說的管道，只有悶在心裡，長此以往，她病了，躺在床上茶飯不思，神情如癡如醉。父母找了許多醫生，都沒能治好她的病，最後找到了朱丹溪。朱丹溪經過診治，認為女孩是過思傷脾，氣結於脾。有兩種治療方案，一種是用大喜衝開女孩的氣結，另一種則是用大怒疏通女孩的氣機。大喜的事情暫時沒有，只能選擇大怒。朱丹溪想到了一個辦法，於是跟女孩的父母商量尋求支持，父母為了治好女兒的病，也只能支持。

這天，朱丹溪又一次給女孩診脈，診完脈，他對女孩說：「你這女子，真是沒有廉恥，未婚夫在外經商，你竟然在家有了外思，思而不見，才鬱積成疾。」女孩一聽，太冤枉，太委屈了！於是嚎啕大哭，捶胸頓足。父母心疼想去勸解，被朱丹溪阻止了，女孩就這樣大哭大鬧了三個多小時。這時候，父母才去勸解，待女孩平靜下來，只覺得心胸暢通，病去大半了。

所以，治療思慮過度，可以用喜、怒兩法。但是我們在前面說過，任何方法都不能過度。長期思慮過度傷害脾胃之後，接下來會傷心，這也可以解釋為什麼一些知識份子過勞死——死於冠心病。有很多思慮過度的人，最後形成了焦慮症，甚至是憂鬱症。與其他幾種情志不同的是，思慮還很容易引發頭痛。

三國時候，曹操殺神醫華佗的故事，大家耳熟能詳。與《三國演義》不同，真實的歷史是，華佗第一次給曹操看頭痛之病後，曹操的頭痛有了好轉，他就想華佗真是神醫，要是留在身邊做自己的保健醫生多好。但是華佗不肯，藉口老婆有病，回到了家鄉。

那麼，華佗為什麼不願意留在曹操身邊呢？關鍵原因是他認為，曹操的頭痛病是根治不了的，除非曹操不再多慮，問題是曹操不可能做到。曹操本身就是一個多疑的人，另外，面對極其複雜的局面，他還要不斷地用腦，因此，思慮過度在所難免。很有趣的是，曹操幾次頭痛發作，很能說明思慮過度，甚至焦慮對身體的影響。

曹操第一次頭痛：官渡之戰，跟袁紹對決。

第二次頭痛：挾持漢獻帝，挾天子以令諸侯。

第三次頭痛：赤壁之戰後。

第四次頭痛：與劉備對決漢中。

我們知道了思慮過度對脾、消化系統的危害，那麼，要怎樣做才能不思慮過度呢？首先，我們如果能夠全面地、從根本上了解情緒控制的方法，自然就能保證不會過度思慮。在前面我們從潛意識、暗示、情緒控制等方面已經闡述過。

人要有「跳出來」的智慧，對於想不開的事情，就果斷地告訴自己別去想。比如，想不明白女孩為什麼離開我們，就別讓自己鑽進牛角尖，越鑽越深。

適當地進行催眠療法，轉移注意力，經驗這種情緒，當你對新的事物感興趣之後，思維就會轉移，便不會繼續停留在原處了。選擇學佛修禪了脫生死，是一種很好的選擇，藉助聖賢的智慧開啟自己的智慧，也是一種很好的選擇。所以，每天早上可以誦讀一些聖賢開悟之作。

## 四、「志閒少欲」——「活在當下」的智慧

《黃帝內經》第一篇就叫《上古天真論》，裡面寫道：「……是以志閒而少欲，心安而不懼，形勞而不倦……」這段話的意思是：上古時期的人們心智嫻熟，私欲很少，心神安寧，沒有恐懼，雖然身心工作，但不過分疲倦……

上古時期的人們，為什麼達到了上面所說的這樣的境界？因為「天真」二字。做一

個「天真」的人，像朱丹溪所說，做到清心寡欲，就能達到這樣的境界。

朱丹溪在給病人看病的時候，常常告誡病人要盡快康復，必須做到「志閒少欲」，活在當下。反過來，我們做自我調養，恐怕更應該如此，才能讓身心保持健康。

還記得我們在前面舉過的一個醫案嗎？一個狀元找到朱丹溪，因為他弟弟不吃不喝好多天了，情況十分危急。朱丹溪診完脈，告訴狀元，要徹底治好弟弟的病，得將他搬到一個有吃有喝有房的地方去，讓他感覺未來有「保障」，他的病自然就會好了。最後，狀元那樣做了，將弟弟轉移到了一個衣食無憂的地方，弟弟的病真的就好了。

醫案中，狀元弟弟是一個典型的憂慮未來，將著眼點放在「明天」的人。我們已經無法考證，狀元弟弟頭腦中對於過去的看法，相信一定會有許多不安的記憶，才會導致他對未來如此憂慮。

我接觸過這樣一個病人，他是個職業司機，卻從來不敢上高速，因為一上高速，就很緊張，然後想小便，每一次小便的時候，有一個回憶始終縈繞在他腦海裡：大學考那年，考數學的時候，他去了六趟廁所，讓監考老師都很緊張。這個回憶給了他一個強烈的暗示和思考：我只要一緊張，就會不停小便，不停想上廁所。所以，為了阻止自己不斷地上廁所，我最好別緊張，因此，就別上高速。

「昨天的記憶，左右著今天的思維；今天的思維，決定著明天的結果。」

一個人被馬蜂螫過，這個記憶會長期停留在他腦海裡，「馬蜂會螫人，不要靠近」的思維模式在頭腦中形成。然後，即使到了一個沒有一隻馬蜂的蜂窩旁邊，他頭腦中的思維模式，仍然在支配著他「不要靠近，危險！」

從這些生活中的小常識，拓展到健康領域，我們就會發現，過去的記憶改變了人的思維，而這種思維，很可能導致對健康極不利的結果。

比如，曾經許多人因為對健康的理解不足，最後死於癌症，尤其是一個人有親戚死於癌症的情況。記憶在頭腦中很容易形成根深柢固的印象：「癌症太恐怖了，誰患癌症，只有死路一條。」當他真的面對癌症來的那一天，負面思維模式開始工作：「我死定了！死定了！」遺憾的是，這種思維，恰恰就是癌症療癒最可怕的敵人，但是，他卻不知道。

我們在《疾病是堵出來的》課堂上，遇到過許多患者，他們基於過去的記憶建構思維模式，用這種思維模式面對未來。記得有一個叫小蘭的女孩，曾對我講過這樣一個故事，她說，小時候自己的身體有些弱，父母常常對自己說：「小蘭啊，你的身體不如別人，一定要多加小心啊。」小蘭說：「從那以後，我特別關注身體，當身邊的人感冒了，我會非常小心地添加衣物；氣溫忽冷忽熱，我會擔心身體吃不消，我比身邊所有人都注意保護身體。但是，身體最差的那一個人卻是我！」

這真是令人遺憾的現象，更難過的是這種現象，在許多人身上不經意地發生著，這些負面的記憶，阻礙著他們的思維，讓他們不能做出對健康最有利的抉擇。

於是，我對小蘭說：「要獲得健康，就必須將負面的記憶從大腦中清除，改變思維模式。存童真，六歲心，沒有負面記憶，身心十分通透，你的思想也是通透的，健康就會眷顧你。」

我們見過許多患者，他們本可以健康喜樂地生活著，但是，根植於陳舊記憶的思維牢牢困住了他們。當他們面臨挑戰，第一個反應是：「成功對我太遙遠了，不可能跟我有緣。」、「癌症？天啦，是不可能康復了。」

其實，中國古人早就明白記憶、幻想、思維對人健康的影響了。對於自我調養來說，清除過去的負面記憶，用新的思維模式面對未來，是獲得健康的關鍵一步。《黃帝內經》中的四個字——「志閒少欲」能夠給我們很多思考。

大家了解一個地方的風土人情，從哪裡了解呢？地方誌。了解杭州，就找到《杭州地方誌》，這裡的「誌」是歷史、回憶的意思。對於一個人來說，「誌」也是回憶、記憶，關於童年的記憶、青年的記憶，美好的、感傷的、正面的、負面的記憶交織在一起。古人已經明白，回憶，尤其是負面回憶，對健康是不好的，所以要求「志閒」，就是盡量地將回憶減少，將負面記憶努力清除。

「志」還有「志向」之意。「胸懷遠大志向」、「燕雀焉知鴻鵠之志」，志向都關係著明天、未來。一個人如果天天想著未來，想著明天怎麼樣，而不是腳踏實地，在古人看來，這對身體也有不好的影響。「志閒」在此處的意思是不要老幻想未來。

綜上而論，「志閒」兩字的意思是：不糾纏過去，不幻想未來，活在當下。如果我們吃飯，就認真咀嚼美味飯菜，感恩食物來之不易。如果我們有過不堪回首的往事，就讓它過去吧，老放在心中，影響自己的思維模式，不利於自己的健康。因此，我們決心調養好身體，就要給自己下定決心，做一個「志閒」之人，清除大腦中的負面記憶，立足當下，永遠保持一顆「六歲」的「天真」之心。

# 5.關係和諧度決定了生命健康度

在宇宙中，一切事物都是相互關聯的，宇宙本身不過是一條原因和結果的無窮的鎖鏈。

——霍爾巴哈

我們可以做這樣一個實驗，問問：「我是誰？」

也許我們會說：「我是誰誰誰的孩子」，「我是誰誰誰的丈夫（妻子）」，「我是誰誰誰的父親」，「我是那條叫哈利的狗的主人」，「我是那間房子的房東」。

……

如果把所有關係都抽去，再一次問：「我是誰？」

你有什麼樣的感覺？

……

我們生活在關係中，我們活在世界上，是用各種關係顯示了自己的存在。

在古代，朱丹溪敏銳地看到了關係和健康的密切聯繫，並且他得出了一個重要的結論：婦女得乳癌（腫瘤），很大一部分原因是由於「不得於夫，不得於舅姑，憂怒鬱悶，脾氣消阻，肝氣橫逆」。也就是說，婦女得腫瘤的很大一部分原因，是由於沒有處理好跟丈夫的關係，跟父母、姑舅的關係，造成鬱悶憂怒，脾氣、肝氣不得順暢運行，氣機鬱結，最終形成了腫瘤。

美國科學家對一百二十二名年輕人進行了監測，比較他們體內能夠導致癌症的蛋白質水準。在他們情緒出現波動，或者人際關係比較糟糕的時候提取樣本，結果發現他們身體裡與高血壓、憂鬱、癌症等相關聯的蛋白質水準較高，這從科學的角度驗證了「關係」與「健康」的關係。

很顯然，要自我調養，處理好「關係」是一門必修課。從某種意義上說：關係和諧度決定了生命健康度。本文準備透過幾種不同「關係」來闡述，交給人們一把「關係療法」的鑰匙。

## 與父母的關係

在《疾病是堵出來的》中，我講述了我的故事。我曾經年收入很高，可是不論怎樣努力，這麼多的錢，總會在一個又一個的意外中付諸東流，讓我的錢袋空空如也。後來，我在印度學習，接受了一位上師的教導，我終於明白，原來一直困擾我的問題，出在我和爸爸的關係上。

爸爸對我的意識影響很大，在上師的指引下，我開始追溯爸爸潛意識的來源，這個時候，他已經離世了。經過追溯，我終於找到了爸爸潛意識來源——南北韓戰爭。在殘酷的戰場上，所有的長官，不管是班長、排長還是連長，都在不斷地對爸爸說：「留得青山在，不怕沒柴燒，國家人民等著我們回去呢，只要能夠回去，就是勝利。」

爸爸回到國內後，正趕上國家實行計劃生育，他一心想報效國家，做一個計劃生育的模範家庭，於是，就想將腹中的我打掉。後來，在媽媽的一再堅持下，才有我來到這個世界上。所以說，從表面上看，我和爸爸非常好，而事實上我們內在的距離非常遠。

追述到問題的真正答案後，在上師的調理下，我和父親的關係得以矯正。接下來，我的事業和財富收入都發生了轉變。

其實，生命是「程式安裝」的過程，父母很可能是為你安裝了最多程式的兩個人。那麼，父親為你安裝的程式，可能是你和所有男人及事業的關係。也就是說，父親對待人生、事業的模式，包括他的經驗、意識等方面，都將在某種程度上，以程式的形式安裝到你的體內。因此，你和父親的關係，就會顯化為你和財富的關係。同樣的，你和母親的關係，就會顯化為你的所有人際關係。

因此，當你的事業、財富出現了問題，進而影響了情緒和健康，就要探尋你和父親的關係是否和諧；如果人際關係出現了問題，則要探尋跟母親的關係是否和諧。這裡的和諧主要有三層意思，一是你與父母是否有好的連結；二是能否體驗到她的心；三是能否感受到你們之間的愛是流通的。

那麼，怎樣讓自己跟父母的關係和諧呢？

百善孝為先，一個完整的人，首先要學會孝順。孝順便能處理好與父母的關係，當與父母關係和諧了，人生就會很順暢，財富也會自動成長。

## ●與妻子的關係

在《疾病是堵出來的》中，對「為什麼大多數父母，總是跟最小的孩子比較親密」這個現象背後的原因作了闡釋。當第一個孩子出生時，他得到的愛是百分百的；第二個孩子出生時，他感覺到自己的愛被分走了百分之五十，不過，第二個孩子覺得自己得到了百分百的愛；當第三個孩子出生時，老大會覺得自己的愛只剩下了百分之三十多，老二感受到自己的愛還剩下百分之六十多，老三會認為自己得到了百分百的愛。所以，一般情況下，老三在內心深處跟父母的感情可能更好。

這個現象，其實說明了每一個人都試圖追求唯一的愛。在跟父母關係中是這樣，在和妻子關係中更是這樣。

從某種角度說，我們所愛的是一系列的人格，這些人格是每個人內在的顯化。這一系列人格，很難在一個人身上全部展現出來，於是，出現了一個人同時喜歡幾個人的現象。

現實是，一個人很難同時具有好幾種優秀的人格。這也就意味著，他執著於讓一個人只喜歡自己時，這種願望就會變成痛苦、煩惱和糾結。如果他認識到這個「根本道理」，就會更加理性地處理和妻子的關係，夫妻關係就會變得更加和諧。

另外要注意的是，我們跟父母的關係，也會投射到伴侶上。也就是說妻子和丈夫的關係，是她和父親關係的投射，丈夫和妻子的關係，是丈夫與他母親關係的投射。因此，當夫妻關係出現嫌隙的時候，從跟父母關係入手，尋求解決也是一種選擇。

## ●與子女的關係

印度一位上師說：「為人父母是一門非常有難度的藝術。除非我們真正夠資格做父母了，否則請不要做。要不然我們把新生命帶到這裡，不僅是受苦，還增添了這個世界的苦。」

印度上師的話，其實還暗含了一層深意：在療癒與子女的關係之前，父母必須改變自己，讓自己成為一個非常有愛的父母，讓自己成為一個擁有合格「程式」的父母。也就是說，父母只有真正知道自己是誰，他才有可能接受自己，接受自己才會真正接受孩子。從表面上看，所有父母都是愛自己的，而事實並非如此，因此，父母與兒女之間的關係就產生了問題。

所以，療癒跟子女的關係，第一步就是父母要接受自己、愛自己。當父母真正愛自己的時候，就會愛自己的兒女。而事實上愛自己是看清自己的真正面目。

處理與子女關係的另外一個方面是改變自己，改變自己的飲食習慣，改變自己的生活習慣，進一步改變自己的觀念；唯一不需要改變的就是兒女，當父母變得越來越好時，兒女自然會跟著改變。

回到朱丹溪所處的時代，在當時他已經看到了關係和健康的聯繫，說明了他的遠見卓識。而今天，我們對關係的認知不斷深入，如果在自我調養上充分利用「關係療法」，我相信生命將會呈現出完全不一樣的健康、喜樂、富足。

# 6.調養的最高境界——仁者壽

「大德必得其位，必得其祿，必得其名，必得其壽。」

——孔子

## 一、正心、收心、養心

馬克思說：「一種美好的心情，比十副良藥更能解除生理和心理上的疲憊和痛楚。」著名哲學家西塞羅說：「心理疾病比生理疾病為數更多、危害更大。」

在前面我們談到了五志和五臟的關係，也了解了情緒對健康的巨大影響力。今天，心理學、情緒學已經成為一門非常重要的學科，在自我調養甚至疾病治療中，都發揮著重要作用。在從事健康事業的幾年裡，我深切地體會到情緒、心理對療癒的巨大功用。而讓我們十分敬佩的是朱丹溪等名醫，他們對身心靈療癒的認識已經如此深入，給了我們無盡的精神財富，值得我們永遠銘記和學習。

如果我們要總結朱丹溪自我調養最核心的要求，或許就是他說過的六個字：正心、收心、養心。這六個字背後有一個立論基礎，那就是「人心聽命於道心」，也即是說一個人做任何事情都要合乎規律、合乎道德標準。

那麼，什麼叫做正心、收心、養心呢？

正心，即是用倫理道德來匡正我們的心，讓我們人心端正，「君子坦蕩蕩」；收心，是我們面對欲望的態度，要懂得節制，將易動的心收回來，避免相火妄動；養心，這是更高的要求，即是要我們多讀聖賢之書，多關注美好的事物，多做善事來陶冶我們的心靈，健康我們的體魄。

## 二、調養的最高境界—仁者壽

朱丹溪一生始終將理學融入到了醫學中，他謹遵著孔子等儒家聖賢的教誨。在自我調養方面，他認為最高境界是「仁」，正如孔子所說：仁者壽。也即是說善良的人更長壽。

古語有一句話叫「積善成德」，就是說道德的核心是做善事。中醫認為道德品質很高的人之所以能夠長壽，是因為他們五臟醇厚，氣血勻和。因為德高望重的人心無掛礙，沒做虧心事，不怕鬼敲門，晚上睡得好，平時吃得香，心靈健康，身體自然也就健康了。再想想那些貪官，拿了別人的錢，晚上能睡得踏實？長期靠安眠藥支撐，是無法獲得健康的。今天，有一個統計，貪官污吏患癌症、高血壓、心臟病、腦出血等疾病的機率，遠遠高於普通人群。由此可見，道德修養不僅是做人的要求，也是健康的需要。

《戒庵老人漫筆》中記載了這麼一樁事：有一個長得氣宇軒昂的人，靠作弊取得了功名，可是，因為天天跟一些坦蕩蕩的正人君子打交道，他心中有愧，總有塊壘擱在心裡，不到一年時間，這人就死了。

朱丹溪在行醫過程中，始終堅持著「仁」，直到臨死的時刻，他還在為鄉親們治病。同時，他為鄉親們做了許多實事，除了看病，還幫助修建水塘渠堰，是一個讓人尊敬的慈善家。他自己的生活卻十分簡樸。

朱丹溪對弱勢百姓充滿了情感，常常免費給鄉親看病。同時，他對惡勢力卻不妥協，有這麼一個醫案，說明了他愛護弱勢的高尚情懷。

城東有一個非常有錢的惡少，看上了城西一個員外家的閨女，他琢磨著想把員外閨女娶回來。可是惡少臭名昭著，員外家當然不幹了。惡少想了好多壞點子折騰員外，折騰到員外一家人完全招架不住，只得嚎啕大哭地答應了這門親事。不久，小姐的嫁妝運到了惡少家裡。就快舉行婚禮的時候，惡少病了，皮膚潰爛，找了許多醫生診治，一直沒有治好，最後找到了朱丹溪。

朱丹溪一把脈，對惡少的母親說，你到後山上去砍幾棵梧桐樹來，準備棺材吧。惡少一家一聽，差點暈過去。朱丹溪對惡少母親說：「這病要治，首先必須退了這門親事和嫁妝；然後，將你兒子放在棺材裡懺悔三天，再看看有沒有效果。」

惡少一家不敢不照辦，於是退了親事和嫁妝，員外家的生活重新恢復了平靜。然後，惡少被放在棺材三天，吃飯都在棺材裡吃。三天後，惡少的病好了。

朱丹溪巧妙地「發揮」了傳統醫學，並提出了自己的見解：給惡人治病，先治惡再治病。那麼，在上面這個醫案中，惡少的病是怎麼治好的呢？原來，惡少的皮膚病，是由於他對嫁妝的新漆過敏引起的。朱丹溪讓他躺在新做的棺木裡，因為梧桐棺木能夠治癒這種過敏症狀。

晚清小說《官場現形記》裡有這樣一個情節：一個做過官的人，久病在床，早已沒有人記得他了。但是，在臨終的時候，他還要過一把官癮，要不嚥不下那口氣。於是命令兩個僕人拿出舊名片來，站在門口，煞有介事地念道：「某某長官駕到。」另一個僕人則說：「大伯欠安，擋駕！」這人聽到這句話，才閉上了眼睛。就這樣「常戚戚」的人恐怕很難真正健康啊。

孔子說「智者不惑，仁者不憂，勇者無懼」，這句話的意思是，真正有智慧的人，不會犯糊塗，不會迷惑；仁義的人，不患得患失，沒有憂愁；勇敢的人，堅持正義，為人民做好事，沒有什麼可怕的。孔子的話再一次點出了一個人要健康，修煉自己的品德是最為重要的。所以，我們要健康、喜樂，就要要求自己有更高的道德品質，有更多的「仁」。

# 結語 向大師致敬

《素問・天元紀大論》中有這樣一句話：「神用無方謂之聖。」這句話的意思是，不用方藥而能癒病者，才能稱為聖手。著名的醫生識病辨診，總是以「體內自有大藥」為理念，調動人體自身的抵抗力量，運用身體自身的力量痊癒疾病，堪稱治病的最高境界。

朱丹溪就是這樣「神用無方」的一代醫宗。透過梳理朱丹溪的思想，學習他在自我調養方面的主張，我想我們能受到許多啟迪，並運用到實踐中。

當我們寫完《跟朱丹溪學自我調養》後，感覺到了一種跨越時間的力量。雖然我們的時代距離朱丹溪有七百多年，但是，我相信，對健康的追求、對善的追尋能跨越時空。正是在朱丹溪這樣的大師激勵下，多年來，我們一直在健康領域不斷追求。我們翻閱古書，從眾多醫家中汲取營養，創造了許多有效的調養方法，大大改善了人們的健康狀況，使更多朋友成為了紅楓園的家人。對此，我們真的很感恩，感恩大家的信任，感恩先人的智慧，讓我們找到了一條服務大家健康的道路。所以，我想說，這本書的創作，也是對醫學大師的致敬！

幾年來，許多人健康地走出紅楓園。他們透過各種方式，給紅楓園送來了祝福，朋友家人們的深厚情誼，讓我深感肩上的擔子很重。還有許多朋友處於亞健康狀態，更讓人不安的是，他們還沒有意識到自己就是最好的醫生。

古希臘名醫希波克拉底精闢地指出：「病人的本能就是病人的醫生，醫生是幫助本能的。」我在《疾病是堵出來的》課程上也反覆強調：「正確使用身體，最好的醫生是自己。」、「把廚房當藥房，把課堂當病房。」、「你是身體最好的醫生，身體是你借來住的，你有責任把身體維護好。」、「人體本身擁有促進健康的本能，醫生是幫助病人恢復健康的助手。」

以上每一種觀點都得來不易，是我多年來最深切的感悟。當我悉心研究朱丹溪的醫案，了解倒倉法、心理療法以及新谷弘實自然療法、葛森療法等多種療法後，我驚訝於這些療法都是融會貫通的。它們具有強大的生命力，原因就在於這些療法將人當作最好的醫生，醫生要做的，是啟動身體防病禦病的本能。

健康，是一個永恆的話題，我們追求健康的腳步永遠都不會停止。對於我們來說，認識到「你就是身體最好的醫生」，對調養意義重大。作為一個立志為更多人健康而奮鬥的人，我希望這本書在向大師致敬的同時，能夠帶給你們收穫、給你們啟迪。同時，我想毫無保留地，分享自己這些年向先人們學習的過程和感悟。所以，下一本書《跟岐伯學養生》即將面世。我相信經過了《疾病是堵出來的》《穿越生命難題》《跟朱丹溪學自我調養》的閱讀，紅楓園的家人們一定會有所感悟。因為每一本書、每一個字，我都用最大的誠意和心血來面對。《跟岐伯學養生》這本書，我將一如既往地本著真誠、謙卑，盡最大努力給你們帶去更多收穫，敬請期待……

楊中武

二〇一四年六月

# 附 錄 朱丹溪的《飲食箴》和《色欲箴》

傳曰：飲食男女，人之大欲存焉。予每思之，男女之欲，所關甚大；飲食之欲，於身尤切。世之淪胥陷溺於其中者，蓋不少矣！苟志於道，必先於此究心焉。因作飲食、色欲二箴，以示弟侄，並告諸同事云！

## 飲食箴

人身之貴，父母遺體。為口傷身，滔滔皆是。人有此身，饑渴興，乃作飲食，以遂其生。睠彼昧者，因縱口味，五味之過，疾病蜂起。病之生也，其機甚微，饞涎所牽，忽而不思。病之成也，飲食俱廢，憂貽父母，醫禱百計。山野貧賤，淡薄是諳，動作不衰，此身亦安。均氣同體，我獨多病，悔悟一萌，塵開鏡淨，日節飲食。《易》之象辭，養小失大。孟子所譏，口能致病，亦敗爾德。守口如瓶，服之無。

## 色欲箴

唯人之生，與天地參，坤道成女，乾道成男。配為夫婦，生育攸寄，血氣方剛，唯其時矣。成之以禮，接之以時，父子之親，其要在茲。睠彼昧者，徇情縱欲，唯恐不及，濟以燥毒。氣陽血陰，人身之神，陰平陽秘，我體長春。血氣幾何？而不自惜！我之所生，翻為我賊。女之耽兮，其欲實多。閨房之肅，門庭之和。士之耽兮，其家自廢，既喪厥德，此身亦瘁。遠彼帷薄，放心乃收，飲食甘美，身安病瘳。

國家圖書館出版品預行編目資料

陰陽調和：朱丹溪自我調養長壽心法／楊中武著. -- 1 版. -- 新北市：華夏出版有限公司, 2023.02
面； 公分. --（Sunny 文庫；163）
ISBN 978-986-0799-03-3（平裝）
1.中醫 2.養生 3.健康法

413.21 110009046

Sunny 文庫 163
陰陽調和：朱丹溪自我調養長壽心法

著　　作　楊中武
印　　刷　百通科技股份有限公司
　　　　　電話：02-86926066 傳真：02-86926016
出　　版　華夏出版有限公司
　　　　　220 新北市板橋區縣民大道 3 段 93 巷 30 弄 25 號 1 樓
　　　　　電話：02-32343788　傳真：02-22234544
E-mail：　pftwsdom@ms7.hinet.net
劃撥帳號　19508658 水星文化事業出版社
總 經 銷　貿騰發賣股份有限公司
　　　　　新北市 235 中和區立德街 136 號 6 樓
　　　　　電話：02-82275988　傳真：02-82275989
　　　　　網址：www.namode.com
版　　次　2023 年 2 月 1 版
特　　價　新台幣 320 元（缺頁或破損的書，請寄回更換）

ISBN： 978-986-0799-03-3